Se guérir
autrement
c'est possible

Données de catalogage avant publication (Canada)

Labonté, Marie Lise

Se guérir autrement, c'est possible : comment j'ai vaincu ma maladie

Autobiographie.
Publié antérieurement sous le titre : S'autoguérir – c'est possible. Montréal :
Québec/Amérique, c1986.
Publié à l'origine dans la coll. : Collection/Santé. Témoignages.

1. Labonté, Marie Lise.   2. Thérapies corporelles.   3. Autothérapie.
4. Arthritiques - Québec (Province) - Biographies.   5. Physiothérapeutes - Québec
(Province) - Biographies.   I. Titre.   II. Titre : S'autoguérir – c'est possible.

RC933.L33   2001   362.1'96722'0092   C2001-940988-5

DISTRIBUTEURS EXCLUSIFS :

• Pour le Canada
et les États-Unis :
MESSAGERIES ADP*
955, rue Amherst
Montréal, Québec
H2L 3K4
Tél. : (514) 523-1182
Télécopieur : (514) 939-0406
* Filiale de Sogides ltée

• Pour la France et les autres pays :
VIVENDI UNIVERSAL PUBLISHING SERVICES
Immeuble Paryseine, 3, Allée de la Seine
94854 Ivry Cedex
Tél. : 01 49 59 11 89/91
Télécopieur : 01 49 59 11 96
Commandes: Tél. : 02 38 32 71 00
                Télécopieur : 02 38 32 71 28

• Pour la Suisse :
VIVENDI UNIVERSAL PUBLISHING SERVICES SUISSE
Case postale 69 - 1701 Fribourg - Suisse
Tél. : (41-26) 460-80-60
Télécopieur : (41-26) 460-80-68
Internet : www.havas.ch
Email : office@havas.ch
DISTRIBUTION : OLF SA
Z.I. 3, Corminbœuf
Case postale 1061
CH-1701 FRIBOURG
Commandes: Tél. : (41-26) 467-53-33
                Télécopieur : (41-26) 467-54-66

• Pour la Belgique et
le Luxembourg :
VIVENDI UNIVERSAL PUBLISHING SERVICES BENELUX
Boulevard de l'Europe 117
B-1301 Wavre
Tél. : (010) 42-03-20
Télécopieur : (010) 41-20-24

Pour en savoir davantage sur nos publications,
visitez notre site : **www.edhomme.com**
Autres sites à visiter : www.edjour.com · www.edtypo.com
· www.edvlb.com · www.edhexagone.com · www.edutilis.com

© 2001, Les Éditions de l'Homme,
une division du groupe Sogides,

Tous droits réservés

Dépôt légal : 3ᵉ trimestre 2001
Bibliothèque nationale du Québec

ISBN 2-7619-1661-1

L'Éditeur bénéficie du soutien de la Société de
développement des entreprises culturelles du Québec
pour son programme d'édition.

Nous reconnaissons l'aide financière du gouver-
nement du Canada par l'entremise du Programme
d'aide au développement de l'industrie de l'édition
(PADIÉ) pour nos activités d'édition.

MARIE LISE LABONTÉ

Préface de Guy Corneau

Se guérir autrement
c'est possible

Comment j'ai vaincu ma maladie

LES ÉDITIONS DE
L'HOMME

À mon époux
23 novembre 1950 – 24 décembre 2000

Préface

Devenir son propre laboratoire

Si on m'avait demandé de préfacer ce livre au moment de sa première parution en 1985, j'aurais hésité. Car en lisant le titre qui figurait sur la couverture *S'autoguérir... c'est possible*, j'aurais cru, en raison de ma formation de psychanalyste rompu aux longues luttes contre la maladie, qu'il s'agissait de l'un de ces textes remplis de pensées positives qui servent davantage à nous rassurer qu'à nous permettre de plonger véritablement en nous-même.

Par la suite, en m'abreuvant à plusieurs sources, je me suis rendu compte que cette proposition n'était pas aussi farfelue qu'elle m'avait semblé de prime abord. En effet, vu sous un certain angle, nous pouvons dire que toute guérison est une autoguérison. Autoguérison parce que, dans les faits, nous sommes issus de la fusion de deux cellules sexuelles qui ont donné naissance à une nouvelle cellule, laquelle possédait toute l'information nécessaire pour guider le développement d'un organisme entier. De quoi s'émerveiller jusqu'à la fin de nos jours. Cette cellule à l'origine même de notre être s'est donc autodéveloppée et elle s'autorépare dès que surviennent des déséquilibres importants.

En suivant cette pensée, nous pouvons dire que les médecins et leurs médicaments, les psychothérapeutes et leurs techniques ne nous guérissent pas mais plutôt stimulent, et parfois provoquent, nos mécanismes naturels de guérison. Un tel point de vue a l'avantage de remettre la personne au centre de son processus de guérison. Les intervenants extérieurs n'apparaissent plus comme des sauveurs omnipotents mais deviennent plutôt des contextes qui favorisent en nous le potentiel d'autoguérison. Surtout si notre potentiel naturel s'est enlisé.

Le livre de Marie Lise Labonté apparaît à mes yeux comme l'un de ces contextes favorables à la guérison. Il ne peut pas nous sauver de quoi que ce soit, mais il peut fortement stimuler nos mécanismes guérisseurs. Ce livre-témoignage contient en effet des ingrédients essentiels comme le courage et la persévérance. Il ne relève pas du tout d'une pensée positive superficielle. Il s'agit plutôt du compte rendu détaillé d'un corps à corps avec l'arthrite rhumatoïde. Ce compte rendu est livré par une chercheuse passionnée qui, constatant l'impuissance de la médecine conventionnelle par rapport à sa maladie, accepte de plonger en elle-même pour arriver à se guérir autrement.

Comme elle va s'en rendre compte, se guérir autrement exige une prise de conscience des plus délicates : redécouvrir les liens qui existent entre le corps, le cœur et l'esprit, redécouvrir l'unité fondamentale de l'être. Au début de sa maladie, Marie-Lise Labonté croit que seul son corps est atteint, mais peu à peu elle se rend compte que l'inflammation dont elle souffre procède véritablement de ce qu'elle appelle une arthrite mentale. Elle constate en elle une haine de son corps et de tout ce qu'elle est. En pénétrant au cœur de la douleur et de son message, elle réalisera qu'il s'agit non seulement d'apprivoiser son corps « ami », mais bien d'apprivoiser son être entier. Tout comme si la maladie physique était le porte-parole d'un état de division d'avec elle-même. À partir de ce moment il ne s'agira plus pour elle « d'affronter » ou de « vaincre » la maladie, mais bien de se mettre à l'écoute du message qu'elle livre.

Je le répète, il faut du courage et de la persévérance pour accueillir ainsi ce qui se passe en soi. Marie Lise Labonté avait une bonne raison de le faire, elle était condamnée à plus ou moins brève échéance, au fauteuil roulant. Mais, à y regarder de plus près, ne sommes-nous pas tous et toutes placés devant une échéance aussi imparable que le fauteuil roulant, celle de la mort? À elle seule, cette réalité devrait avoir le pouvoir de nous motiver à développer notre intériorité. Moins dramatiquement, l'enseignement de Marie Lise Labonté nous concerne tous et toutes, malades ou non, parce qu'en vérité il y a de la souffrance dans chaque vie. Elle nous dit que cette douleur peut être créatrice si on accepte le fait qu'elle nous vient d'une profondeur oubliée où se trouve la clé d'un nouvel équilibre.

Un autre piège nous guette lorsque nous parlons d'auto-guérison, celui de penser que nous pouvons nous en sortir seuls. Il s'agit d'un malentendu. Bien que nous ayons en nous la capacité de guérir, nous ne saurions le faire en nous isolant. Seuls, nous n'arrivons pas à interpréter ce qui nous arrive. Seuls, nous sombrons souvent dans une pensée binaire du type « l'un ou l'autre » alors qu'il s'agit beaucoup plus de développer une pensée du type « l'un *et* l'autre » : la médecine conventionnelle *et* la médecine alternative, la médecine *et* la psychologie, la psychologie *et* la spiritualité. Qu'il s'agisse d'un système informatique ou d'un système humain, le changement n'est possible que si nous introduisons de nouvelles données dans ce système.

Marie Lise Labonté ne cède pas à l'illusion qu'on peut se guérir seul ou par une méthode unique. Bien au contraire, sa maladie la force à sortir d'elle-même pour se mettre à la recherche de personnes et de contextes qui peuvent l'aider à se comprendre. Si elle refuse les médicaments, ce n'est pas parce qu'elle rejette la médecine conventionnelle, mais bien parce qu'elle finit par constater que la médecine ne peut pas grand-chose pour elle à long terme. Au lieu de se décourager, elle prend peu à peu conscience de tout ce qu'elle peut faire par elle-même et pour elle-même. Elle ne se contente pas d'en prendre conscience, elle agit.

Si je devais résumer ce que nous propose Marie Lise Labonté, je choisirais ces mots plein de sagesse qu'elle nous livre vers la fin de son récit. *N'ayez pas peur de ce qui surgit en vous ... Donnez-vous la permission de vous percevoir. Soyez votre propre laboratoire.* Ces mots invitent à un véritable travail sur soi, un travail assidu qui, dans son cas, a duré plus de vingt ans et dure encore. Ce sont les mots d'une femme qui a trouvé comment se guérir autrement et qui témoigne de façon exemplaire du chemin qu'elle a suivi pour « rencontrer » la maladie. Loin de nous imposer un parcours dogmatique, elle cherche à inspirer chacun de nous à abandonner le rôle de victime pour devenir de plus en plus le créateur de sa propre vie.

GUY CORNEAU

Avant-propos

Ce livre répond au désir profond que j'avais de communiquer mon expérience. Ce désir a pris naissance au moment où j'avançais intuitivement vers la guérison et il s'est renforcé au fur et à mesure que je reprenais des forces. J'ai fait un choix conscient, celui de me prendre en charge. Dans le journal de bord que j'ai tenu quotidiennement et qui allait relater mon parcours vers la santé, j'ai puisé les réflexions qui composent la matière première de cet ouvrage. Toutefois, je trouvais parfois les mots trop petits, trop étroits pour exprimer toutes les nuances de ma démarche. Souvent, je me suis butée à la barrière des mots qui ne parvenaient pas à traduire l'expérience si riche, si unique que je vivais. En me relisant, je constate que des expressions telles que « Je savais que… » expriment imparfaitement, mais avec constance, le fait que j'étais guidée par une connaissance intuitive. Même si j'ai souvent eu à avancer dans l'obscurité, cette connaissance secrète des voies à suivre et des moyens à utiliser pour y tracer ma route ne pouvaient provenir que de mon être profond.

Aujourd'hui, je peux regarder en arrière et affirmer que je suis guérie. Encore étonnée, je me pose des questions : « Ai-je vraiment été si malade ? », « Est-ce moi qui ai vécu cette expérience extraordinaire ? » Je n'ai qu'à regarder mon genou et les cicatrices pour me convaincre que je me suis bien sortie de l'enfer de la maladie. Alors, je respire profondément et je savoure mon bien-être. La guérison a fait de moi une nouvelle personne, mon âme s'est enrichie, ma personnalité, elle, s'est transformée et continue de s'épanouir.

Ce que je souhaite, c'est que ce livre devienne un guide pour toutes les personnes qui souffrent, une inspiration pour celles qui empruntent les chemins de la guérison. Il ne suggère cependant aucune cure ou aucun médicament, car il n'y a pas de recettes miracles pour faire de son corps un ami. Il n'y a que vous qui avez rendez-vous avec vous-même.

Introduction

Pendant que je révisais les chapitres de ce livre pour une prochaine réédition, mon époux est mort tragiquement. J'ai été témoin de l'agression dont il a été victime, j'ai été témoin de sa mort. Il était bien portant et quelques minutes plus tard, il était sans vie. J'ai donc côtoyé la mort de très près, moi qui vous parle dans cet ouvrage de la vie qui nous est si proche. Je sais qu'il n'y a pas de hasard quant à la mort si violente de cet homme et au fait que je révisais ce livre quelques heures avant qu'elle ne survienne. L'après-midi qui a précédé le drame, je lui avais dit que je révisais un livre qui semblait exister au-delà du temps.

Et voilà que la vie, par ce décès tragique, me renvoie une fois encore à cet enseignement dont il est question dans cet ouvrage. Un enseignement, une leçon que j'ai tirée au cours de cette aventure qui s'appelle l'humilité. L'humilité face à la mort, l'humilité face au chemin que prend la vie, l'humilité face à la violence, l'humilité face à l'amour et enfin l'humilité face à l'inconnu.

Pour me guérir, je suis morte à une partie de moi-même. Je sais que cela semble une grande contradiction, mais le fait est que pour me guérir, j'ai dû affronter différentes formes de mort : la mort à mon passé, la mort à mes attachements, la mort à ma douleur, la mort à ma maladie appelée arthrite rhumatoïde, la mort à mes blessures affectives et la mort à l'illusion de la connaissance.

Pour me guérir, j'ai accueilli l'idée que j'étais vieille à 25 ans.
Pour me guérir, j'ai accepté mon corps jeune et malade.
Pour me guérir, j'ai connu le doute, le changement et l'instabilité.
Pour me guérir, j'ai exploré la vie et son mouvement en moi.
Pour me guérir, j'ai expérimenté le fait de me sentir en sécurité dans la plus grande insécurité, de me sentir sûre de moi dans la plus grande incertitude, de reconnaître dans la plus grande méconnaissance et aussi de naître tout en mourant.

Dans ce processus d'autoguérison, j'ai pris conscience de ma capacité inconsciente à me détruire ; j'ai constaté que trois des grands facteurs qui avaient contribué à ma maladie avaient été de vouloir contrôler la femme que j'étais, de vouloir la sous-estimer et même vouloir l'anéantir ; j'ai pris conscience d'un autre facteur très destructeur qui était d'avoir permis aux autres de me contrôler, de me rapetisser et de m'anéantir.

Dans ce processus d'autoguérison, j'ai fait face à la réalité de mon arthrite physique, émotionnelle et psychique. J'ai fait face à ma propre violence, à ma propre destruction et à mon propre « non-amour ».

Dans ce processus d'autoguérison, je me suis souvent heurtée à l'illusion que je « possédais » enfin la guérison, que je pouvais enfin cerner l'inconnu de ma guérison. Je pensais pouvoir dire « dans un mois ou deux je serai guérie ». Or, pour me guérir, j'ai eu à laisser aller l'idée du temps, de la continuité et la pensée de tout connaître.

Dans ce processus d'autoguérison, j'ai vécu l'expérience du moment présent, j'ai vécu l'expérience de la fluidité à l'opposé de la fixité, de la douceur à l'opposé de la violence, de la construction à l'opposé de la destruction, de l'amour à l'opposé du « non-amour ».

Tout comme mon époux est entré dans la mort sous mes yeux, vivant sa propre transition, j'ai eu pour me guérir à entrer consciemment dans l'inconnu, pour vivre ma propre transition.

Étrangement encore, la vie, par ce qu'elle apporte d'imprévisible, m'amène à saluer l'inconnu, l'insaisissable, le mystère et par le fait même l'essentiel, le moment présent, la vie et l'amour.

Si vous pensez tout connaître, ce livre ne vous intéressera pas. En revanche, si vous êtes ouvert à autre chose que ce que vous croyez connaître, ce livre sera pour vous, je le souhaite, une source d'inspiration.

Il est possible de s'autoguérir, il est possible d'aller au-delà de ce que l'on croit connaître. Lorsque les médecins m'ont revue guérie après leurs vaines tentatives pour me soulager, ils se sont dit qu'il y avait eu erreur de diagnostic. J'ai su alors que ces médecins étaient convaincus qu'il est impossible de se guérir de l'arthrite rhumatoïde. Avec la force de leurs convictions, ils ont tout simplement refusé un fait qui était devant leurs yeux : j'étais et je suis toujours guérie.

MARIE LISE LABONTÉ
Janvier 2001

CHAPITRE PREMIER

Les premiers symptômes

Je savais intuitivement pourquoi je souffrais d'arthrite.
Je n'aurais pas pu dire : « C'est à cause de ceci ou de cela. »
Non. Mais je savais au plus profond de moi que je détenais
la clé de cette énigme qu'était ma maladie.

Nous avons tous en nous, logées dans la profondeur de notre inconscient, une pulsion de vie et une pulsion de mort. Nous avons aussi en nous une force d'autodestruction et une force d'autoguérison, mouvements naturels de la vie. Cela fait partie de la dynamique de l'être. Nous savons comment nous saboter. Mais savons-nous comment nous guérir ?

La force d'autodestruction agit à l'inverse de la force de vie. Elle est l'énergie de vie retournée vers l'intérieur, elle est la « pulsion de mort » qui ne conduit pas nécessairement à la mort, mais à de petites morts. Elle peut mener à des accidents, à des mutilations, à des opérations, elle peut entraîner la création de cellules anormales, la prolifération d'ulcères, de kystes. Plutôt que d'être dirigée vers l'extérieur, cette charge d'énergie est dirigée vers l'intérieur, contre soi. Le mouvement d'expansion naturel vers l'extérieur est ainsi freiné ; l'individu retient sa respiration, et contracte son geste spontané de façon chronique.

Lorsque je me rappelle ma tendre enfance, revoyant mes souvenirs les plus lointains, je peux affirmer que je n'ai jamais vécu en harmonie avec mon corps. Déjà, je percevais une fêlure… Je me souviens de toujours avoir été craintive devant les obstacles matériels, physiques. Je me souviens d'avoir été maladroite, lourde. Mon corps ? Je le traînais. Étonnamment… j'adorais la danse ; le rythme était en moi. Je rêvais de danser un jour. Je suppliais ma mère de m'offrir des cours de danse. En dehors de ce champ d'intérêt, les sauts, les pas étaient toujours incertains. (Extrait de mon journal)

Mon premier souvenir illustrant cette tendance à l'autodestruction remonte à l'âge de douze ans lorsqu'on me refusa l'entrée dans un collège, jugeant mes connaissances de la langue française insuffisantes pour poursuivre des études classiques. Ce n'est pas si grave quand on regarde la chose objectivement, mais pour la petite Marie Lise, ce fut un drame. Chacun a sa propre réaction, sa propre réponse à un stress ; ma réponse parut exagérée aux yeux de mes parents, ils n'ont jamais vraiment su ce qui se passait dans ma petite tête. Pour moi, ce n'était que la confirmation des pensées que j'entretenais continuellement : « Je ne suis pas bonne », « Je ne réponds pas aux attentes de mes parents », « Je ne suis pas aussi intelligente que mon frère », « Je ne vaux rien ». Envahie par ces pensées et encore sous le choc du rejet, j'ai voulu me punir, mutiler mes yeux, ce que j'avais de plus beau, selon moi.

Était-ce un refus de voir la réalité en face ? Je me souviens que je ne voulais plus voir, ni étudier ; je voulais me retirer de cette société. Je m'étais sentie complètement rejetée par l'école où on avait évalué mes connaissances en français avec une dictée totalement aberrante portant sur les noms de fleurs. Je passai une année à tenter de prouver à mes professeurs, à mes parents, à mes frères et sœurs que j'étais bonne en classe. Je voulais les meilleures notes. Je me préparais encore à tenter ma chance, à affronter le couvent huppé de l'époque. Je fus acceptée sans difficulté, et il n'y eut pas de dictée sur les noms de fleurs. On me trouva bien mignonne, bien gentille… j'étais devenue très sage, je m'accrochais aux jupes de ma mère depuis l'incident.

Je rentrai au pensionnat en septembre pour finalement me rendre compte que la vie y était un cauchemar. Je ne m'attendais évidemment pas à une réalité pareille. Venant de la campagne, d'un milieu où tout le monde connaissait la petite Marie Lise, le couvent devint rapidement une prison, pareille à un monstre géant contenant dans sa gueule des religieuses et des élèves divisées en deux clans : les externes et les pensionnaires, qui formaient deux cliques bien distinctes. Je n'avais jamais rencontré pareille hiérarchie. Peu à peu, je fus envahie par un état dépressif qui ne me quitta plus durant des mois : j'étais triste, désespérée et me sentais particulièrement impuissante. J'étais sans défense ; c'est du moins ainsi que je me sentais. J'étais confinée au pensionnat. J'utilisai les seules armes en ma possession pour m'en sortir : tristesse, pleurs, supplications, plutôt que l'agressivité ou la combativité.

En décembre, je parus m'adapter. De l'extérieur, je semblais plus sereine mais c'était pure résignation de ma part. J'avais accepté mon sort et je survivais en compensant par des rêves, des cauchemars, du chantage émotif et, surtout, par la **maladie**. Je tombai malade progressivement. Le premier indice fut la myopie : on m'acheta des lunettes. Le deuxième fut de l'inflammation et des douleurs au genou gauche : on me donna de l'aspirine. Le troisième se traduisit par des cauchemars à répétition : mes parents déménagèrent à Montréal et je passai dans le clan des externes. De l'enfant sage que j'étais, je devins une enfant révoltée — une révolte que je cachais. Dix ans plus tard, j'étais révoltée ouvertement.

Je rentrai à l'université et c'est alors que mes symptômes d'arthrite firent leur apparition, se transformant en maladie chronique. Encore une fois, j'étais confrontée au stress et j'y répondais de la même façon qu'à douze ans : tristesse, désespoir et impuissance. J'associais l'université au collège, c'était encore une institution, encore un milieu féminin — je m'étais inscrite à la faculté d'orthophonie-audiologie où les femmes constituaient la majorité des élèves. Je devrais encore me conformer au choix de mes parents, encore être déçue par mes attentes, encore me sentir impuissante, confinée et obligée à…, sans cesse arrêtée dans un mouvement. Je détestais les professeurs, je trouvais les cours ridicules. J'avais l'impression de ne rien apprendre. Tout n'était que théorie. Tout était sec, aride. Quel désenchantement ! Je voulais fuir. Comme dix ans auparavant, mon corps bouillait, je ne tenais pas en place sur ces bancs durs, je détestais ces intellectuels qui se prenaient pour d'autres. J'avais l'impression d'être dans une grande garderie de petites filles qui désiraient séduire leurs professeurs en simulant la perfection.

J'avais vingt-deux ans, j'étais de dix ans plus âgée que lorsque j'étais entrée pensionnaire. Et j'avais acquis de la maturité… Je voyais que je n'étais pas obligée de rester, j'aurais pu aller étudier la danse comme je le désirais. J'aurais pu trouver des solutions, j'aurais pu partir, car personne n'avait de droit sur ma vie… Pourtant, je me sentais prisonnière de ce que l'on doit faire et ne pas faire. « On ne quitte pas ainsi l'université. Et ton avenir, et ta sécurité, et ton milieu, et tes parents, et tes amis de bonne famille ! » Je voulais tout lâcher, changer complètement de milieu, aller vers les arts, vers la danse où je sentais que mon corps pourrait enfin s'exprimer. J'étouffais dans mon corps. Ma tête et mon corps bouillaient. Trois solutions s'offraient à moi : soit partir et je m'en sentais incapable, car il m'aurait fallu dire « non » au milieu universitaire auquel on m'avait préparée depuis ma tendre enfance, soit demander de l'aide, ce à quoi je n'ai même pas songé, soit rester là et envisager la réalité différemment, changer mes propres attitudes. Mais comment changer lorsqu'on est inconscient ? Pour moi, il n'y avait pas de solution ; je me sentais prise au piège, donc obligée de rester. Plutôt que de changer mes pensées et mon attitude, j'ai décidé de fuir la réalité. C'était l'époque où le haschich était populaire et comme beaucoup de mes consœurs et confrères d'université, j'ai commencé à en faire usage. Une fuite certes, mais une solution. Elle fut cependant de courte durée… Six mois après, au début de ma troisième année universitaire, la maladie s'est réinstallée. Je commençai par ressentir une grande fatigue ; puis vint la douleur au genou, le gauche, toujours le gauche, puis l'enflure du genou, puis… une forte fièvre, puis l'inflammation de la colonne cervicale qui se transforma en torticolis perpétuels et en impossibilité de bouger la tête. Je dus garder le lit, et m'habituer à prendre une canne pour marcher. Les tests révélèrent un taux de sédimentation très élevé et le médecin diagnostiqua une arthrite rhumatoïde. Je venais d'entrer en enfer.

L'enfer dans mon corps. Il avait cessé de mentir ; la drogue ne m'avait apporté que l'illusion d'un bien-être. Pendant tout ce temps, je m'étais menti à moi-même. J'avais refusé de m'avouer que j'étouffais à l'université, que j'étouffais avec Louis, le compagnon avec qui je partageais ma vie; que les travaux et les examens m'étouffaient. J'aurais voulu partir mais j'en étais désormais physiquement incapable. J'étais la victime de l'université, de mon compagnon, de mon professeur, de mes cours, de celui-là, de celle-là.

Le diagnostic du médecin me donna une grande bouffée d'air frais. Une partie de moi était contente, satisfaite; enfin je pouvais dire « non », faire une pause, prendre le temps de m'arrêter. Le médecin était mon ami, il était « de mon côté de la clôture ». Lui me comprenait, lui me disait : « Repos, arrêt… » La maladie me donnait la permission de m'aimer enfin. Parce que j'étais malade, je pouvais dire que j'avais mal; je pouvais me venger de mon compagnon en l'obligeant à prendre soin de moi; je pouvais me venger de l'université et surtout de certains professeurs. J'avais la permission d'être différente, de me croire différente des autres qui, eux, étaient en santé. Je pouvais me trouver intéressante, me faire remarquer parce que je marchais avec une canne, m'apitoyer sur moi-même, avoir encore plus l'air d'une victime et, cette fois-ci, être acceptée par la société dans ce rôle. Je pouvais aussi avoir un secret : celui d'être arthritique et, évidemment, d'attirer l'attention de mes amis, parents, oncles, tantes, voisins, voisines ou étrangers et étrangères qui m'apercevaient dans la rue. La maladie me donnait aussi la chance de m'entourer de nouveaux amis : le médecin, les infirmières et le kinésithérapeute du centre de santé de l'université. Je cessai évidemment de fuir la réalité par la drogue pour prendre des drogues socialement acceptées : aspirine, analgésiques, anti-inflammatoires. Ma vie était devenue amusante, ma maladie m'occupait. Le seul hic était la douleur. J'étais belle, fière, douce, gentille, mais terriblement souffrante.

Le « plaisir » d'être malade dura cinq mois. Puis je commençai à trouver ça moins drôle. La douleur persistait et tout ce que j'avais gagné (attention, amour et compassion) perdait de son importance. Mon état de santé se détériora. Ma visite chez un rhumatologue renommé de Montréal me permit une prise de conscience importante. Nous étions en janvier et le rendez-vous avait été fixé en avril. J'attendais depuis quatre mois cet événement. Dans mon esprit, le rhumatologue était devenu mon gourou, celui qui évaluerait ma situation, la prendrait en main, trouverait la solution. Le grand chef. En plus, c'était mon anniversaire, j'avais vingt-trois ans. J'avais beaucoup de questions à lui poser; en réalité, je m'amusais beaucoup moins. Je commençais à voir que l'université, le prof avec qui j'avais des problèmes, mon compagnon de vie… rien n'avait réellement changé et que, en plus, j'avais mal. Lui, le rhumatologue, aurait peut-être « la » solution.

Le 25 avril, je m'assis dans la salle d'attente de son bureau, pleine d'espoir. Puis, je vis entrer, l'une après l'autre, trois autres personnes. Une femme de trente-cinq ans, une autre dans la cinquantaine et la dernière, dans la soixantaine; c'est du moins ce que je croyais. J'attendis trois heures en compagnie de ces dames qui étaient toutes affligées d'arthrite, comme moi.

J'eus droit à leurs plaintes et complaintes, aux comparaisons de douleurs et de membres atteints par le mal, à la description et à la comparaison des médicaments prescrits, à l'analyse détaillée des effets du climat sur la maladie. Elles me dirent leur âge et je n'osai pas leur dire qu'elles avaient l'air d'en avoir le double. J'appris aussi que le mal était sournois et qu'il pouvait s'attaquer à des êtres jeunes. Encore une fois, je bouillais de colère sur ma chaise et, cette fois, c'était une saine colère. Plus les trois femmes s'enlisaient dans leur rôle de victime, plus je décrochais du mien. Plus elles acceptaient leur maladie, plus je voulais m'en sortir. Le grand chef médecin était évidemment leur planche de salut et elles venaient le voir une fois tous les trois mois pour vérifier l'évolution de leur maladie. Et moi, sur ma chaise, je prenais conscience de trois choses : primo, je ne verrais pas le grand chef pour qu'il surveille l'évolution de ma maladie, secundo, je ne voulais pas que cette maladie évolue, tertio, je ne voulais surtout pas leur ressembler un jour.

J'étais très révoltée lorsque je suis finalement entrée dans le bureau du médecin. Le grand chef était froid, de glace même, et j'étais décontenancée par cette froideur. Il m'a examinée, puis m'a dit qu'il n'y avait pas grand-chose à faire d'autre que de continuer à prendre les médicaments. Je devrais revenir le voir trois

Les premiers symptômes

mois après avec une autre prise de sang afin de vérifier l'évolution de la maladie. À ce moment-là, j'ai su qu'il ne savait pas vraiment quoi faire et qu'il ne pourrait pas m'aider. J'ai cessé de le haïr en voyant la photo de trois enfants vietnamiens sur son bureau. Je lui ai demandé s'il aimait les Vietnamiens. C'était une question stupide, mais j'aurais fait n'importe quoi pour faire fondre cet iceberg. Il s'est mis à rire en me disant qu'il était le père de ces enfants. J'avais devant moi un père de famille, un être humain. Je l'ai quitté sans rancune, consciente que le rhumatologue ne pouvait m'aider avec sa spécialité. En passant par la salle d'attente, j'ai failli dire merci aux trois dames qui attendaient encore leur tour.

Le mal commença cependant à se dissiper. J'étais heureuse, je travaillais comme orthophoniste dans une école avec des enfants de maternelle et de première année. J'adorais mon travail, cela me faisait un bien immense d'être en contact avec des enfants. Auprès d'eux, j'oubliais ma maladie. J'avais mis l'arthrite au rancart. Je me disais que c'était quelque chose de secret, qui avait disparu. Je sentais que c'était toujours en moi, car mon genou gauche me ramenait constamment à la réalité de la douleur.

Je continuais à chercher quelqu'un qui pourrait m'aider à comprendre pourquoi cela m'était arrivé. Pourquoi moi ? Si belle, si gentille et si douce ! Ma propre expérience de la douleur me rendait beaucoup plus sensible à la douleur des autres. Je me sentais capable d'aider les enfants que je rencontrais. Je lisais dans leurs yeux ce qu'ils ne pouvaient me communiquer par la parole. Souvent, mes séances de thérapie se faisaient dans le parc à côté de l'école. Là, je m'amusais à regarder autour de moi, à nommer les arbres, les fleurs et les couleurs de la nature, plutôt que de travailler dans un bureau sombre avec des animaux de carton et des objets inanimés. Au lieu de faire venir la mère de l'enfant à l'école, je préférais me déplacer et aller voir l'environnement de l'enfant et découvrir le milieu familial dans lequel il vivait. De cette manière, je comprenais ce qu'il y avait derrière le problème de langage plus rapidement que si j'avais isolé la mère et l'enfant dans mon bureau.

La démarche thérapeutique que je poursuivais avec les petits bouts de choux, je la faisais aussi pour moi. Je savais bien, dans mon for intérieur, que la maladie venait de moi, mais cette intuition était encore profondément enfouie.

J'entamais alors des études de maîtrise qui m'amenèrent à suivre des stages en aphasie dans les hôpitaux et instituts de réadaptation. Parallèlement, le travail avec mes patients continuait d'être très valorisant et enrichissant pour moi. Cela m'apportait beaucoup intérieurement. Je voyais dans ces hôpitaux des êtres humains dans un état bien pire que le mien. Le milieu y était malsain, les patients étant continuellement entourés d'autres malades. Seuls les bureaux de l'orthophoniste, de la psychologue et de l'ergothérapeute étaient gais à l'hôpital. En observant ce qui se passait autour de moi, je me suis rapidement rendu compte qu'on m'avait enseigné beaucoup de techniques, mais peu de choses sur l'être humain et sur le patient devant moi. J'avais appris beaucoup sur la forme et sur les manifestations de l'aphasie et peu de choses sur le «comment entrer en communication» avec la personne qui en souffre, comment créer une atmosphère propice à l'amélioration de sa santé. C'est ainsi que j'ai appris qu'il me fallait «oublier» la technique pour suivre les voies de mon intuition et écouter l'être désarmé et démuni qui était devant moi. La technique est importante, mais ce qui importe davantage, c'est cette écoute, ce cœur à cœur.

Louis, mon compagnon de vie, m'apprit un jour que l'on traitait l'arthrite rhumatoïde dans un hôpital de Montréal, au département de médecine psychosomatique. Je pris rendez-vous et fus reçue pour une évaluation. Ce jour-là je fus mise en présence de plusieurs psychiatres. Un seul prit la parole pendant que les autres écoutaient. C'était plutôt impressionnant. Et, encore une fois, un peu froid.

J'eus tôt fait d'oublier les autres pour me perdre dans les yeux bleus et chaleureux de celui qui m'interrogeait. Je sentais qu'il cherchait ce que je cherchais. Il me posa beaucoup de questions sur ma famille, sur ma place dans la famille, et cela me fit un bien immense d'en parler. Je parlais, je parlais... cela dura environ deux heures. À la fin, j'étais épuisée, contente, et je sentais que quelque chose montait en moi.

On me demanda d'attendre; vingt minutes étaient nécessaires pour préparer une évaluation. Une vague d'émotion m'envahit complètement et j'éclatai en sanglots. Je pleurais et, en même temps, je sentais et je reconnaissais que je savais tout cela. Je savais pourquoi je souffrais d'arthrite. Je n'aurais pas pu dire « c'est à cause de ceci ou de cela ». Non. Mais je savais au plus profond de moi que je détenais la clé de l'énigme de ma maladie. Je prenais aussi conscience que, globalement, les souvenirs que je conservais de mon enfance étaient pleins de douleur et de beaucoup de tristesse. Je savais, intellectuellement, que ce n'était pas cela. Mais douleur et tristesse étaient les émotions qui montaient en moi après avoir parlé si longuement de mon enfance.

Je reconnus aussi dans ma bouche le goût particulier qui accompagnait l'état émotif chronique dans lequel j'avais été plongée l'année auparavant. C'était la même amertume. J'étais surprise et libérée.

Lorsque je suis revenue devant mon interlocuteur aux yeux bleus, je savais déjà que… Qu'est-ce que je savais ? Je savais qu'il y avait quelque chose qui ne marchait pas en moi. Je savais que le fait de parler de mon enfance avait recréé la même douleur émotive que j'avais vécue et que cette douleur me faisait mal partout. Mais surtout, je savais que je pouvais faire quelque chose pour moi.

CHAPITRE II

La spirale vers la maladie

Je me croyais guérie. Je croyais qu'il avait extirpé l'arthrite
de mon genou et maintenant, c'était la hanche. Et après, qu'y
aurait-il d'autre encore ? Non, je ne voulais pas y croire.

L'interrogateur aux yeux bleus devint mon thérapeute. J'assistai à une première séance et je la trouvai très ennuyante ; elle dura les trois quarts d'heure prévus, pas une minute de plus... Je trouvais l'homme froid et peu loquace. Je n'y retournai pas. Il m'appela et je lui dis que je ne voulais plus y aller. Ce n'était pas ce que je voulais.

— Que veux-tu ?

— Je veux un ami.

À ma grande surprise, il me répliqua qu'il voulait tenter l'expérience. Pendant deux ans, nous nous sommes rencontrés dans différents restaurants et casse-croûte de Montréal autour d'un café. Le psychosomaticien devint mon ami et il me fut d'une aide précieuse tout au long de mon cheminement. Il me soutint jusqu'au bout dans cette démarche d'autonomie qui amorça ma guérison. Il était toujours le thérapeute-ami derrière la table du restaurant. Nos conversations prenaient la couleur de mon quotidien, comme celles que j'avais avec les enfants dont je m'occupais. Cela me permit de l'apprivoiser ; je savais combien de sucre il mettait dans son café, qu'il aimait les mets grecs et espagnols, qu'il se curait les dents en parlant, qu'il pouvait être fatigué de temps en temps. Je découvrais qu'il était humain, tout simplement. Il m'a servi de guide pendant tout ce temps.

La douleur empirait, mon genou avait presque continuellement l'allure d'un ballon rouge. Je n'interrompais pas mes activités physiques pour autant. Au contraire, j'y allais plus fort, plus frénétiquement ; je me battais contre mon genou enflé. Je faisais de la bicyclette, je dansais comme une déchaînée. J'étais dure avec mon corps, jusqu'à tomber et me blesser. Je continuais mes activités comme si de rien n'était...

J'étais révoltée contre la douleur, contre le fait qu'il me fallait toujours faire attention ; j'avais vingt-quatre ans et je devais me comporter comme une petite vieille ? Non ! non ! non !

Les spécialistes voulurent opérer mon genou et faire une synovectomie partielle (ablation partielle de la synovie, membrane qui lubrifie le genou et où proliféraient les cellules). Je sentais qu'un mécanisme était enclenché et je me débattais, et plus je me débattais, plus le mal empirait. C'était une course dont je ne connaissais pas la destination. Je n'aurais pas pu dire où cela s'arrêterait. Ma thèse de maîtrise se terminait et la vie universitaire aussi. Mon groupe d'amis se morcela, chacun allant de son côté. Je voulais fuir et j'ai finalement fui. Je suis partie vers la Grèce où j'ai passé un mois, puis vers une région retirée du Québec où j'ai passé six mois. J'ai fui l'opération qui m'attendait, j'ai fui mon spécialiste, j'ai fui l'hôpital, j'ai fui Montréal. Je fuyais les relations embrouillées, difficiles, mon milieu familial et universitaire, mon directeur de thèse et ses statistiques, et ma thèse. Tout était terminé. J'étais reçue orthophoniste-audiologiste. Oui... mais à quel prix ? Et on voulait me mettre dans un lit d'hôpital ? Non merci !

J'ai fui ma maladie. Je l'ai laissée à l'aéroport de Montréal avant de m'envoler dans l'espoir que la Grèce et, plus tard, cette campagne retirée me guériraient. Je recherchais la solution miracle et je ne la trouvais pas. Ma situation ne faisait qu'empirer, je souffrais en silence, je m'isolais. Même dans ce coin retiré du Québec et même si je travaillais comme orthophoniste à l'hôpital général de la région, je continuais de fuir. Je cherchais à m'éloigner le plus possible de la civilisation, comme si tous ces gens que je côtoyais et qui semblaient en bonne santé me rappelaient que j'étais très malade.

Je vivais, tel un animal blessé, dans une tanière. Mon corps souffrait, mon cœur souffrait. Je me sentais seule au monde et je m'étais organisée pour l'être. Seule devant la réalité du mal physique, émotif et mental que j'éprouvais. Mes liens affectifs en souffraient : beaucoup de mes relations amoureuses avortaient, beaucoup d'amitiés suivaient le même cours. Je me sentais incomprise et je ne comprenais pas les autres. Seule ma relation avec les enfants que je traitais en orthophonie m'apportait beaucoup de joie. Je communiquais avec eux comme si j'avais été encore une enfant. C'est ce que j'étais : une enfant qui ne comprenait pas les adultes.

Un jour, j'ai finalement pris rendez-vous avec le plus grand spécialiste du genou au Québec, un chirurgien. Lorsqu'il a vu l'état de mon genou et le résultat des radiographies, il m'a fait part de son étonnement.

— Je ne peux pas croire que tu aies attendu jusque-là.

— Qu'est-ce que vous voulez dire ?

— Ta synovie s'est tellement aggravée, les cellules ont proliféré et elles ont commencé à attaquer l'os.

Je ne lui ai pas dit que c'était exactement ce que je sentais. Je sentais en effet depuis quelque temps que mon genou était grugé, que quelque chose le rongeait à l'intérieur. Il me dit que ce quelque chose était des cellules anormales et que la membrane qui devait lubrifier le genou ne le lubrifiait plus mais qu'elle le détruisait… **Destruction !** Le mot me fit frissonner. Il poursuivit, m'affirmant que l'opération serait facile mais qu'elle laisserait des séquelles. Par exemple : je ne pourrais plus faire du ski ou m'asseoir sur mes talons, car mon genou ne plierait plus tout à fait normalement.

Moi, je m'en moquais de ce qui arriverait. Ce que je voulais, c'était de ne plus avoir mal, c'était d'être capable de fonctionner comme tout le monde. Le chirurgien était tellement occupé que je dus attendre deux mois avant d'être opérée. Deux mois où je me laissai aller à la douleur, à la maladie et à la pulsion de mort qui m'habitait avec tant de force. Sachant que je serais prise en charge au mois de mars, j'avais cessé de me battre.

Je travaillais puis je m'allongeais aussitôt. J'étais sans énergie, j'avais cessé de penser. Tout était arrêté, figé par l'attente. Les
cellules anormales poursuivaient leur travail de destruction.
C'était l'hiver et je me sentais comme une morte dans le paysage
engourdi par le froid.

Ma pulsion de mort faisait son travail : j'eus trois accidents
de voiture en deux mois, trois accidents où j'aurais pu laisser ma
peau. Pourtant, ce fut mon auto qui y laissa sa carrosserie. J'avais
mon chien comme seul compagnon. Nous faisions des pro-
menades ensemble, mon chien, ma canne de bois et moi.

Dans ce coin perdu enseveli sous la neige, je vis un jour arriver un prince charmant. Les cheveux blonds, les yeux bleus, cet
homme était architecte et vivait seul dans une grande maison.
J'en tombai follement amoureuse. Par bonheur, c'était récipro-
que, il m'aimait aussi. Il était mon sauveur affectif ; avec lui je
suis tranquillement sortie de ma torpeur, mon cœur s'est remis
à aimer. La douleur était soudain devenue tolérable.

Au mois de mars, j'ai fait mes adieux à la campagne pour
emménager dans sa maison, à Québec, afin de me préparer à
l'opération. C'est là que j'ai commencé à prendre conscience,
petit à petit, de mon jeu. Je voyais le plaisir que je prenais à
retirer mon assurance-salaire, à ne plus travailler, à être prise
en charge. Je constatais également les avantages que j'avais à être
malade et à dépendre de mon sauveteur. Je me rendais compte
que j'avais déjà très souvent pensé à ce scénario : être à l'hôpital,
me faire opérer, avoir des complications, être mourante, être souffrante en présence de mes amis, de mes parents. Je découvrais
enfin comment la maladie avait le pouvoir de me rendre importante. J'étais heureuse, j'allais me faire opérer. Et puis, je serais
guérie. Tout semblait clair, même si j'étais à peine consciente des
pensées que j'entretenais sur mon état et des images qui se déroulaient dans ma tête. Je savais ce que je pouvais retirer et ce que
je voulais de cette opération, et je connaissais l'évolution de
ma maladie. J'avais une connaissance intuitive de mon état et de
ma situation et je ne faisais rien consciemment, pour changer ni
l'un ni l'autre.

Je me suis présentée à l'hôpital au jour fixé. Je ne savais pas
que j'allais y vivre le plus long cauchemar de mon existence et

que toutes les pensées que j'avais eues à propos de l'opération se matérialiseraient.

J'étais ignorante de ce qu'était un hôpital. Je ne savais pas que je dépendrais de l'habileté du chirurgien et de l'anesthésiste, et des bons soins des infirmières et des infirmiers. Je ne savais pas que j'allais littéralement devenir mon genou pour les trois mois à venir, et que j'allais vraiment découvrir ce que c'est que de souffrir physiquement.

La veille de mon opération, comme je revenais d'un examen médical pré-opératoire, j'eus la visite de mes parents. Je voyais dans leurs yeux le chagrin de me voir souffrir, de la culpabilité aussi, et je sentais dans mon cœur du ressentiment. Je pensais: «Voyez comme je souffre, moi, votre fille.» Marie Lise, la pauvre victime, vivait sa revanche, mais de quoi voulait-elle se venger? Je n'aurais pas su répondre.

Mon opération devait être pratiquée en deux phases: premièrement, on m'opérerait et deuxièmement on m'implanterait, dès mon réveil, une péridurale continue (anesthésie locale du bas du corps créée par l'implantation d'une aiguille dans le canal rachidien) pour me permettre de bouger mon genou deux heures après l'opération. En raison de l'absence d'une membrane qui aurait lubrifié l'articulation, il fallait faire bouger mon genou afin d'éviter la formation d'adhérences. Il faudrait injecter le liquide anesthésiant toutes les quatre heures pendant six jours. Je suis partie pour le bloc opératoire prête à affronter l'inconnu.

L'opération fut un échec, du moins en partie. Le chirurgien réussit son intervention mais l'anesthésiste rata la sienne… À mon réveil, je pris conscience que je souffrais terriblement. Un peu plus tard, l'anesthésiste revint me voir et me rassura.

— Madame Labonté, vous n'en aurez pas pour longtemps à souffrir ainsi, la douleur va se dissiper. L'anesthésie va geler le bas de votre corps du bassin jusqu'au pied.

Chose étrange, la douleur semblait persister et même augmenter. Je n'arrivais plus à respirer, mon visage se crispait. Je croyais que mon cœur allait cesser de battre tellement je souffrais. J'attendais impatiemment que cet homme revienne.

«Madame Labonté, ressentez-vous quelque chose?» Mais je sentais tout, plus que tout.

Je tentai de lui répondre mais ma lèvre inférieure ne bougeait plus ; elle était dure, comme prise dans un morceau de glace. En un éclair je compris l'horreur de ma situation. Au lieu de me geler les jambes, le liquide anesthésiant m'avait gelé la lèvre inférieure. Vite, l'anesthésiste enleva l'aiguille implantée dans mon canal rachidien et me fit monter à ma chambre. Les infirmières s'affolaient autour de moi, elles cherchaient mon médecin. J'entendais : « Urgence, urgence, urgence… démérol… démérol. Première dose de démérol puis changement de verdict : double dose de démérol toutes les quatre heures. » Voilà, j'étais la droguée de mon étage. Cela dura cinq jours.

Plus les jours passaient, plus je constatais que l'opération avait été un échec. J'étais la victime de mon anesthésiste. Je faisais toujours le même rêve. J'étais sur le point de tomber en bas d'un précipice lorsqu'une douleur aiguë me réveillait. C'était l'heure de ma dose de démérol. Je voyais bien que j'allais vers de gros problèmes, mais je me laissais encore aller à cet état végétatif de somnolence et de rêves hallucinogènes.

Le cinquième jour, une kinésithérapeute se présenta. Elle avait comme mission de faire plier mon genou. Son regard était doux. Il y avait en elle une force qui m'inspira confiance. Le médecin commença mon sevrage de démérol et cette petite femme entama son travail.

L'intérieur de mon genou contenait des adhérences du tissu conjonctif qui l'empêchaient de fonctionner. Je rageais. Ma lèvre inférieure avait retrouvé sa souplesse, mais mon genou ne voulait pas plier à plus de quarante-cinq degrés. C'en était ridicule. Je faisais mon possible et la kinésithérapeute aussi. Mon genou résistait.

Le chirurgien se montrait peu bavard et ses visites étaient de plus en plus espacées. Je pressentais qu'il allait me laisser à moi-même comme s'il se disait que l'état de mon genou était sous ma responsabilité. Un jour, il me donna congé en me souhaitant bonne chance. « Madame Labonté, vous allez réussir, j'en suis certain. » Chose étrange, il n'arrivait pas à me regarder dans les yeux.

Savait-il que ces traitements quotidiens étaient de la torture ? Savait-il que nous étions toute une équipe à essayer de faire plier le genou de Marie Lise mais que celui-ci refusait obstinément d'obéir ? L'équipe était en colère ; pas contre moi, mais contre le médecin qui insistait pour que je continue les traitements. Quant à moi, la douleur que je vivais tous les matins me rendait faible, sans énergie, et on me faisait avaler une grande quantité d'analgésiques. Après les traitements inhumains qu'on m'administrait le matin, je passais le reste de la journée à récupérer.

Tout cela ressemblait à un long cauchemar. Il est facile de deviner les pensées qui m'habitaient alors. Le fait de retrouver mon corps en m'éveillant était tellement pénible que j'avais toutes les peines du monde à le supporter. Je ne voulais plus habiter ce corps dans lequel je vivais douloureusement. J'étais hantée par des images de maladie et me voyais vivre aux dépens de la société pour le reste de ma vie. Je m'imaginais exister sans mon corps et c'était un soulagement. C'était la seule solution. Mon corps était devenu une prison douloureuse dont je ne réussissais à m'évader que grâce à mon imagination. Lorsque je réussissais à m'évader de ma prison corporelle, j'atteignais une certaine extase, les analgésiques aidant. J'étais maigre, pâle, diaphane. Je ne m'habillais que de noir.

Après un mois de torture, ma kinésithérapeute se fâcha contre le chirurgien et exigea qu'il vienne me voir. Cette saine colère me sortit temporairement de mon état de passivité et le médecin accepta de nous rencontrer. Il décida de me soumettre à une autre opération avec cette fois une anesthésie locale. Hélas ! l'intervention fut un autre échec. Devant ce double constat d'échec, le chirurgien fixa une date pour une troisième opération, avec anesthésie générale, réouverture de la plaie du genou et nettoyage des adhérences. Avec un autre anesthésiste !

Je commençais en avoir marre de la Marie Lise qui, à la frontière de la conscience, recherchait des complications d'opération, aimait être prise en charge par la société, aimait jouer à la victime. J'en avais plus que marre d'être victime. Absolument ! La troisième opération fut une réussite totale. Le genou, finalement, plia, l'épidurale fonctionna. J'étais enfin guérie et mes problèmes étaient terminés. On m'avait extirpé non seulement l'arthrite mais aussi les adhérences. Enfin, c'est ce que je croyais…

Après un mois de convalescence, je retournai travailler en orthophonie dans un hôpital de Québec. Je croyais le cauchemar enfin terminé, j'étais très contente de travailler. Ma clientèle se composait de gens qui bégayaient ou d'aphasiques qui avaient subi un accident vasculaire cérébral (A.V.C.). Pour entretenir la flexibilité de mon genou, je faisais de la bicyclette stationnaire tous les jours en physiothérapie. Je me rendais quotidiennement à mon travail à pied. Tout allait bien, je recouvrais la santé. J'allais me baigner trois fois par semaine. Je m'occupais de moi et m'investissais entièrement dans mon travail. L'expérience de la maladie m'aidait à comprendre mes patients qui avaient eu un A.V.C. Leur prison était cent fois pire que la mienne, car elle handicapait leurs moyens de communiquer.

Mais j'avais aussi des problèmes de communication. Ma relation avec mon prince charmant se détériorait. Mon sauveteur m'avait connue malade, dépendante et ayant besoin d'un père. J'avais changé. Je me sentais vivante, autonome et je tombais dans l'excès contraire. Je défonçais les limites de l'indépendance. Il aurait fallu nous adapter tous les deux à cette situation et nous n'y arrivions pas. J'étais devenue une autre femme et il continuait à préférer l'ancienne Marie Lise. Un fossé se creusa entre nous et nous finîmes par nous séparer.

J'étais troublée. Je me sentais encore et toujours incomprise, je ne saisissais pas ce qui se passait. J'avais un besoin énorme d'être seule, de me retrouver. J'avais l'impression de m'être battue pendant plusieurs mois et mon besoin de repos était immense. Pendant presque une année, je n'avais vécu que pour survivre. Entièrement accaparée par mon genou, ma douleur, ma maladie, mon opération, les complications, j'avais désappris à vivre. Je ne savais plus qui j'étais. J'avais besoin de soutien et je téléphonais régulièrement à mon ami le psychosomaticien.

Je pris du poids. Sans raison, puisque j'avais toujours les mêmes habitudes alimentaires. Mon visage devint bouffi. J'enflais, je ne comprenais pas ce qui se passait. Puis un matin, je commençai à ressentir une douleur à la hanche gauche; c'était le même côté que mon genou malade. Je marchais en tentant d'éviter de mettre le poids de ce côté, car ma hanche me faisait souffrir. Je retournai rapidement voir mon chirurgien, qui me fit passer une radiographie. Il m'apprit que l'inflammation avait gagné la tête du fémur. Il me parla d'une opération de la hanche qu'il avait tentée sur plusieurs patients et qui réussissait à tout coup. Il me prescrivit de fortes doses d'anti-inflammatoires. Les résultats de l'analyse du sang montraient un taux de sédimentation très élevé. L'inflammation s'était répandue dans tout mon organisme. J'avais déjà entendu ces mots. Je reconnaissais l'aiguille qu'on voulait insérer en moi, les médicaments... C'étaient encore des symptômes de l'arthrite. Je me croyais guérie. Je croyais qu'il avait extirpé l'arthrite de mon genou et maintenant, c'était la hanche. Qu'y aurait-il d'autre encore? Non, je ne voulais pas y croire.

Je me sentais impuissante. J'étais perdue, mon corps me faisait mal, non seulement lorsque je marchais, mais tout le temps. La maladie était donc encore en moi, rien n'avait été enlevé! Je devais encore subir l'effet nocif des anti-inflammatoires. Encore une fois, la médication ne semblait pas m'aider. L'idée de reprendre tant de pilules et de voir le mal évoluer malgré tout me faisait paniquer. Je retournai voir mon chirurgien pour lui demander de l'aide. Il me dit que je souffrais peut-être de l'arthrite, mais que j'étais aussi tendue comme une corde de violon.

Moi, tendue? Ses paroles résonnèrent en moi. Est-ce que j'étais vraiment tendue? Je ne pouvais pas savoir, car je ne me sentais pas. Je ne retournai plus le voir; je ne voulais plus qu'il me touche. Je préférais une tête de fémur abîmée à une hanche artificielle.

Je vivais seule, hantée par des idées de maladie et de mort; la douleur était intolérable. Je prenais assidûment mes médicaments. Je cherchais quelqu'un qui pourrait m'aider. Un ami me parla du livre *Le corps a ses raisons*[1] en me disant: «Je crois que ça serait bon pour toi.» Le lendemain, je me le procurais et je le lus en quelques heures à peine. J'aimais la solution de Thérèse Bertherat. En revanche, je n'étais pas prête à suivre la méthode qu'elle proposait. J'ai acheté les balles de tennis, outils indispensables aux exercices décrits, j'ai mis le livre à côté de mon lit et j'ai attendu deux mois avant de le rouvrir.

Le temps s'écoulait. Je me sentais vieille, vieille en dedans et vieille au-dehors. La douleur m'avait aigrie. Je sentais qu'une distance commençait à se creuser entre moi et mes meilleurs amis, ceux qui m'avaient soutenue pendant si longtemps. Je n'avais rien à dire à personne sinon que j'avais mal, que j'avais peur. J'étais irritable, sarcastique, froide et dure. Je marchais très peu, je ne pouvais plus rien faire. J'avais vingt-cinq ans et je ne pouvais plus ni danser ni faire l'amour. Je sentais que mon corps se détériorait. Pour la première fois, je pressentis que je mourrais très jeune si je continuais ainsi. Je dormais peu parce que j'avais toujours mal. Je ne pouvais plus m'endurer, encore moins endurer mes patients. J'étais beaucoup moins efficace au travail et, quelquefois, je ne pouvais même pas m'y rendre.

Au mois de janvier, je rendis visite à mon ami psychosomaticien à Montréal. Il m'aida à retrouver l'espoir. Lors de mon retour à Québec en autobus, je fus fascinée par le calme et la paix intérieure qui émanaient d'un homme assis à côté de moi. Spontanément, comme je le fais souvent, je lui demandai ce qu'il faisait pour dégager tant de paix. Il était évidemment surpris. Il me répondit : « Je travaille mon corps tous les jours pendant vingt-cinq minutes, une demi-heure. Le matin, je fais des mouvements pour libérer les muscles de mon visage et de mes lèvres, car je suis flûtiste. Cela me permet de mieux jouer de mon instrument. La méthode s'appelle l'eutonie de Gerda Alexander. »

Je lui demandai s'il faisait vraiment ces exercices tous les matins et il me répondit par l'affirmative. Notre conversation en resta là. Dans ma petite tête, je réfléchissais très fort. S'il réussit à faire ça tous les jours, me dis-je, et s'il n'est même pas malade, pourquoi moi, qui souffre tant, ne pourrais-je pas en faire autant ? Je regagnai mon grenier. Je pris le livre de Thérèse Bertherat et l'ouvris à la section traitant des mouvements pour les hanches. Je pris mes balles et me mis à faire les mouvements. C'est tout de même étrange de constater qu'un inconnu ait pu contribuer, grâce à quelques mots, au changement de cap d'une vie !

Une balle sous ma fesse gauche, le côté le plus douloureux, je répétai le mouvement pendant dix minutes et déjà, en le faisant, je ressentais du bien-être. Il m'était plus facile de respirer, mes pensées lourdes s'évanouissaient et un sourire intérieur montait sur mes lèvres. Je cessai le mouvement, et me rendis compte que mon côté gauche était nettement plus flexible. Je me levai, je marchai et, à ma grande surprise, je n'avais plus mal. Je pouvais mettre tout mon poids du côté gauche et je n'avais plus de douleur. Où était-elle passée ? Je travaillai le côté droit, je marchai encore pour vérifier si les sensations agréables étaient toujours présentes et, une fois de plus, je remarquai avec plaisir que je n'avais plus mal.

Je me dirigeai alors vers l'armoire à pharmacie et je jetai toutes les pilules, analgésiques et anti-inflammatoires à la poubelle. Je n'en ai plus jamais repris. J'avais trouvé une solution à la douleur. C'était encore une anti... mais cette fois, c'était l'anti-gymnastique.

CHAPITRE III

Les premiers pas vers la guérison

*J'entretenais l'illusion que la guérison était une pente
ascendante et que plus je la monterais moins j'aurais besoin
de travailler et plus le processus de guérison s'accélérerait.
À tel point que, bientôt, je n'aurais plus rien à faire.
Je serais guérie. Mon illusion était que la guérison
s'installerait et que c'est elle qui me guérirait.*

Ma vie était réglée autour des moments que je consacrais
à répéter les mouvements et à me détendre. À ma
grande surprise, c'était facile, parce que ces moments étaient
indispensables à mon bien-être. Je me levais le matin, endo-
lorie ; j'avais du mal à marcher tellement j'étais raide. La
première chose que je faisais était de placer une balle sous
la plante de mon pied gauche et de la rouler ensuite partout sous mon pied. Je prenais mon temps, je respirais bien.
Je massais soigneusement le dessous de mon pied gauche
et ensuite le droit.

Ah ! Quels délices ! Je sentais l'énergie se mettre à circuler
dans tout mon corps jusqu'à ma tête. Je me sentais m'éveiller
à la vie. Même mes yeux s'ouvraient plus grands après le mouvement. La marche était beaucoup plus facile ainsi. Je faisais par
la suite ma routine du matin et, avant de partir travailler, je m'allongeais sur le sol. Je respirais et faisais un mouvement ou deux,

pendant dix à quinze minutes, au plus. Puis je partais au travail sans avoir mal, emplie d'une nouvelle vitalité.

J'avais le sourire aux lèvres. Même mes patients remarquaient le changement chez leur thérapeute. La douleur revenait vers les 11 h 15-11 h 30. Je trouvais aussitôt un coin dans mon bureau où j'étendais deux ou trois serviettes au sol. Avec les balles que j'avais pris soin d'apporter, je faisais encore un ou deux mouvements, puis je me laissais aller à la détente et je respirais pendant encore dix ou quinze minutes. L'après-midi je n'avais pas mal — ou presque — et, de retour chez moi, je refaisais des mouvements pendant encore une vingtaine de minutes. Cela se passait ainsi tous les jours de la semaine. J'avais trouvé l'analgésique qui me convenait et, plus important encore, une façon de faire circuler l'énergie en moi, d'aider l'élimination des toxines et de lutter contre la constipation provoquée par tous les médicaments que j'avais avalés et par la maladie.

Peu à peu, je recommençai à marcher ; je faisais un demi kilomètre sans me fatiguer. Je me sentais redevenir normale et c'était extraordinaire. Mon corps retrouvait tranquillement son harmonie. J'apprenais à lui faire confiance. Je présumais qu'il me trahirait de moins en moins. J'éprouvais moins de douleur et, lorsqu'elle survenait, j'avais un certain contrôle sur elle. Je n'avais plus besoin de protéger ma hanche ou mon genou. Cette transformation physique se répercutait sur mon état mental. J'étais plus souriante, car j'avais moins mal. Je retrouvais le goût de vivre et d'avoir du plaisir ; je redécouvrais les petites joies qui agrémentent le quotidien. J'avais le goût de rencontrer des gens et de m'ouvrir à eux. Je retrouvais le goût d'aimer et d'être aimée. Je commençais à voir la réalité d'une façon différente.

Grâce à cette expérience que je faisais quotidiennement de l'influence du travail corporel sur le psychisme, j'entrevoyais comment le corps peut refléter les états intérieurs de quelqu'un. La conscience bien aiguisée, je regardais mes clients avec un œil nouveau. J'observais comment le corps de mes petits bouts de chou qui bégayaient était tendu : le cou raide, les épaules presque à la hauteur des oreilles, leur expression faciale figée. À cinq ans, ils commençaient leur vie raides et tendus. Je voyais comment leur corps exprimait une attitude de peur, d'attente et d'insécurité et que cette insécurité se traduisait non seulement dans le fait qu'ils fuyaient le regard des autres et qu'ils bégayaient, mais aussi dans la raideur de leurs épaules et dans leurs jambes, dans leur façon de marcher. Jamais je n'avais observé le corps de mes patients et maintenant que je travaillais le mien, je commençais à lire le leur. En orthophonie, on ne m'avait pas enseigné à tenir compte du corps en entier. On m'avait parlé du cou, de la tête et des oreilles. On m'avait enseigné à observer les gestes, les expressions faciales, le regard, les tics de la personne qui bégaie. Jamais on ne m'avait appris à observer sa façon de marcher, son maintien, le mouvement de son bassin, l'aspect de sa cage thoracique, la position de sa tête, de son cou et de ses épaules. Tout cela, je le découvrais. Je commençai à enseigner quelques mouvements à une fillette de onze ans qui bégayait. Je travaillais sur moi devant elle, ce qui nous rapprocha beaucoup. Elle prit exemple sur moi. Le fait de travailler son corps lui permettait de s'exprimer avec plus d'assurance et plus de confiance, autant dans son milieu familial que dans son milieu scolaire. Je sentais que je progressais. Je commençais à avoir des preuves que le travail corporel peut changer indirectement un individu dans ses attitudes vis-à-vis de lui-même et de son environnement. Je l'avais vérifié sur ma patiente et je le vérifiais continuellement sur moi. J'avais l'agréable impression de m'ouvrir comme une fleur. Les gens qui m'entouraient percevaient aussi le changement. Leurs remarques concernaient surtout mon visage : « Il me semble que tes yeux sont plus pétillants… tu souris souvent… ton visage est plus ouvert. » J'étais consciente que mes rapports avec mes amis n'étaient pas les mêmes. Pourquoi ? Qui sait ? Je ne prenais pas le temps de l'analyser. Chose certaine, j'avais moins peur, j'étais plus confiante ; j'oserais même dire qu'il m'était plus facile d'ÊTRE.

Plus je travaillais mon corps, plus je sentais ce qui pouvait lui être bénéfique et, parfois, ce qui pouvait lui être dommageable… Je m'explique. Autant je pouvais prendre conscience de l'énergie qui circulait en moi pendant et après les mouvements et percevoir que mon corps était en train de se désintoxiquer, autant je pouvais constater le processus inverse, c'est-à-dire que l'arthrite était encore active en moi. Je savais que je pouvais me réveiller un matin sur deux le visage bouffi. Je parvenais à déceler le déséquilibre hormonal et l'intoxication qui m'affectaient. Moi qui n'avais jamais été satisfaite de mon corps et qui avais essayé de perdre du poids en ne mangeant que très peu ou en suivant une diète, moi qui n'avais jamais accepté mon corps tel qu'il était, je commençais à m'en faire un ami. Je me moquais bien, finalement, qu'il ne fût pas le corps rêvé ou conforme à la norme. Je sentais intérieurement que j'avais à l'aimer tel qu'il était pour lui permettre de se transformer. Je savais que ce changement viendrait d'abord de l'intérieur avant de se manifester extérieurement. Mon intuition m'incitait à penser qu'il ne servait à rien de juger mon corps, de le bafouer comme je l'avais fait antérieurement. Il me fallait le laisser être, le laisser exister et se manifester pour qu'il puisse vivre cette transformation dont j'observais les premiers signes. Mon corps ne pourrait pas changer si je l'emprisonnais dans un carcan constitué de vêtements serrés, de diètes strictes, de pensées négatives et de jugements sévères. J'avais à le laisser être. La vitalité qui s'y installait m'aidait à évaluer quotidiennement l'état de mon esprit. Si j'étais tendue mentalement, c'est-à-dire contrariée, frustrée, mon corps réagissait aussitôt : là où je n'avais plus mal, une petite douleur se faisait sentir. J'avais une réaction immédiate ou presque, le signal était rapide et j'y répondais en essayant de ne pas me concentrer : je lâchais prise.

Je découvrais la relation entre mon corps, mes états émotifs et mon psychisme. Sur cet élan, je me préparai à aller rendre visite à Thérèse Bertherat, à Paris. Je ne savais pas où elle habitait, où elle travaillait, je ne savais rien d'elle, mais rien n'aurait pu m'empêcher de la trouver. J'avais le goût de prendre des vacances et aussi de mettre de mon côté toutes les chances possibles de guérison. J'avais l'illusion que je serais vite guérie. Je croyais qu'après deux ou trois mois d'antigymnastique, tout serait terminé, que le ciel passerait définitivement du gris au bleu.

Je me suis finalement présentée chez elle après avoir pris rendez-vous. Je l'ai trouvée sympathique, attachante même. Je sentais que son regard m'englobait totalement. J'ai vite compris qu'elle avait deviné le motif de ma venue. Dans son bureau, j'ai débité mon histoire pendant que son regard continuait à me pénétrer. Je ne me sentais pas gênée par ce regard, car il était rempli d'amour, de compassion et surtout de compréhension. Pour la première fois depuis le début de ma maladie, je me retrouvais devant quelqu'un qui semblait comprendre mon état physique autant que mon état psychique. Elle lisait en moi comme en un livre. J'avais cette impression et je me sentais en confiance avec elle. Elle passa une remarque sur l'asymétrie de mon visage. Je voulus lui répondre que j'avais été beaucoup plus belle avant mais je me retins. Elle se disait flattée de ma visite et nous étions toutes les deux contentes de faire connaissance.

Thérèse me proposa de commencer à travailler immédiatement. Nous savions qu'il y aurait beaucoup à faire.

— Vous pouvez commencer maintenant, je donne une classe dans quelques minutes.

— Je n'ai pas de maillot.

Quel prétexte ! La vérité était que je ne me sentais pas prête. Tout à coup j'avais peur. J'ai donc demandé à commencer le lendemain.

Je suivais deux ou trois cours par semaine. Je continuais quotidiennement à répéter chez moi les mouvements travaillés avec Thérèse. Je tenais un journal où je consignais tous les jours les changements qui s'opéraient en moi. Il va sans dire que le travail était intense et c'était ce que je voulais. J'avais l'impression de pénétrer profondément dans mon corps afin d'y enlever des couches de tension, des couches de « fermeture ». Je découvrais un monde « d'ouverture » et « d'espace » que la douleur m'avait empêchée jusqu'alors de rencontrer. Il existait une profondeur qui m'était totalement inconnue. On aurait dit que la douleur m'avait maintenue en surface et qu'elle avait bâti une cuirasse impénétrable dans certaines parties de mon corps. La plus grande douleur, je l'éprouvais dans ma hanche. Là où mon inconscient avait façonné une armure. Et ce n'est qu'en présence de Thérèse que j'ai osé briser cette armure. Ma hanche était prise dans un bloc, peu importe ce que je pouvais faire, par exemple marcher, m'asseoir, monter des escaliers. Les mouvements d'anti-gymnastique m'aidaient à déceler les faiblesses de ma hanche et à en avoir une image de plus en plus précise. Dès que j'effleurais la surface de cette cuirasse, j'éprouvais une douleur qui pouvait me faire pousser un cri en pleine classe. Cette douleur m'effrayait. Mon corps s'en souvenait et craignait de la revivre. Afin de poursuivre mes activités de tous les jours, j'avais inventé différentes façons d'éviter cette douleur en marchant, en m'assoyant, en montant ou en descendant des escaliers. La plupart de ces mouvements de compensation étaient accomplis machinalement mais d'autres se faisaient de façon consciente. Cette douleur était enfouie depuis très longtemps et je craignais d'y faire face.

Pourquoi étais-je si vulnérable ? J'ai pleuré en constatant que je n'habitais pas ce corps et que, s'il s'y trouvait des régions si douloureuses, c'est que je ne leur permettais pas de vivre. [...] Il était difficile pour moi de l'admettre : j'étais confrontée à cette réalité. J'avais le goût de pleurer dans un coin comme une petite fille, mais une voix me disait : « Occupe-toi de ton corps, Marie Lise. Fais-le vivre, occupe-toi de toi ! »

Un jour, chez Thérèse, j'ai dû faire face à ma douleur. Durant cette séance où nous nous étions particulièrement attardées aux hanches, je m'étais encore une fois butée à la douleur. Je pleurais en silence, j'étais découragée, je sentais que je ne pouvais pas aller plus loin. J'étais fermée, les gens étaient devenus hostiles autour de moi ou, du moins, c'est ainsi que je les voyais. Thérèse me jetait des regards empathiques que je fuyais. Je haïssais ces gens autour de moi qui pouvaient remuer leur hanche aisément ou presque. Je haïssais Thérèse qui continuait à faire répéter le mouvement. J'étais écœurée de tout ce travail. Je voulais en finir, je voulais fuir. Je suis restée jusqu'à la fin, car je n'osais pas me lever et partir. Après le cours, je me suis approchée de Thérèse pour lui dire à quel point j'étais découragée, à quel point ce travail avait été douloureux pour moi. Je lui demandai :

— Qu'est-ce que je dois faire ?

— Marie Lise, il te faut rencontrer ta douleur et l'apprivoiser tranquillement, la surmonter. Si tu restes toujours à la porte de la souffrance, tu ne pourras jamais voir ce qu'il y a derrière.

C'est tout ce dont j'avais besoin, je suis repartie chez moi. Je me suis réinstallée au sol, j'ai repris mes balles et, tranquillement, j'ai repris le mouvement sur lequel j'avais buté lors de cette dernière séance. La douleur était toujours là, mais je me suis mise à lui parler, à l'accepter, à aimer ma hanche tout en répétant le mouvement. Je m'interrompais de temps en temps, car si j'y allais trop fort ou trop vite, d'autres muscles se mettaient à réagir. Je reprenais le mouvement en parlant à ma douleur et, chose incroyable, je sentais qu'elle se laissait apprivoiser. J'avais un peu moins mal, un espace nouveau se créait dans ma hanche, elle devenait un peu plus souple.

Je venais de faire une brèche dans la cuirasse. Cet après-midi-là, j'ai pris conscience que je pourrais vaincre n'importe quoi, car j'avais gagné le combat. J'avais apprivoisé l'ennemi et, de plus, j'étais capable de l'aimer et de l'écouter. Tout au long de ce travail, j'avais éprouvé de la peur. Peur d'avoir mal et peur de l'inconnu, de ce qui se cachait derrière la douleur. Peur d'avoir encore plus mal, peur d'être trahie par mon corps, peur d'avoir mal sans plus trouver de répit.

En pénétrant chez Thérèse Bertherat, on pouvait lire l'inscription « Au jardin ». C'était en effet un havre de paix, un endroit où je me sentais prise en charge. Même si j'y accomplissais un travail corporel, je pouvais aussi y être entendue, écoutée et comprise. À l'époque, il n'y avait pas de service de thérapies offert aux clients mais je pouvais me confier aux kiné-méziéristes quand j'en ressentais le besoin. Je savais que là, on pouvait m'aider. J'y étais en sécurité. Avoir un lieu pour travailler et savoir qu'on peut y être à l'aise est essentiel dans un processus d'autoguérison. Chez Thérèse et en sa présence, je n'avais pas besoin de composer, je pouvais être ce que j'étais ce jour-là, de minute en minute. Je pouvais être maussade, triste, fâchée, joyeuse, rieuse. Je n'avais pas à porter de masque. J'ai fait l'expérience de certains centres, aux États-Unis et au Québec, où il faut être gai, avoir l'air positif, être poli, avoir toujours l'air plein de vitalité et d'entrain. Au jardin, j'étais acceptée comme j'étais. Il suffisait d'observer Thérèse pour comprendre qu'elle vivait dans le respect des autres. Elle n'avait pas toujours le sourire aux lèvres pour les clientes qui l'attendaient ou pour les personnes qui circulaient dans le centre. Quelquefois, elle avait l'air exaspérée, froide, fermée ; ou bien elle se montrait ouverte, souriante, heureuse ou rieuse. Elle n'était jamais pareille et c'est ce que j'aimais. Au tout début, je redoutais ses sautes d'humeur. On se fait toujours une idée, une image de quelqu'un ; on l'emprisonne dans une forme, un moule. Je l'avais mise dans un moule, mon moule. Durant les trois premiers mois de ce séjour chez elle, ce n'était pas tellement elle qui m'intéressait que la possibilité de survivre ; j'étais centrée sur moi, sur mon corps, sur ma douleur, sur ma montée vers la guérison.

Le journal que je tenais me permettait d'apercevoir les différentes étapes dont serait constituée ma guérison. J'entretenais l'illusion que la guérison était une pente ascendante et que plus je la monterais moins j'aurais besoin de travailler et plus le processus de guérison s'accélérerait. À tel point que, bientôt, je n'aurais plus rien à faire. Je serais guérie. Mon illusion était que la guérison s'installerait et que c'est elle qui me guérirait. C'était encore la pensée magique qui prenait le dessus. Cependant, plus j'avançais dans le processus du mieux être physique, lequel rejoignait indirectement mon être psychique, plus je m'apercevais que je me dirigeais vers l'inconnu. Qu'est-ce qui venait après ? Moins j'avais mal, plus je me rendais compte de l'habitude que j'avais prise d'avoir mal. J'avais mal depuis des années et, depuis quelques mois, le mal s'atténuait peu à peu. Des questions surgissaient pendant que j'écrivais mon journal : « Qu'est-ce qu'il y a après la douleur ? » « Par quoi est-ce que je remplace cette douleur ? » Je prenais conscience que ma douleur était ma compagne de route depuis plusieurs années et que je la perdais.

Je me souviens très bien d'avoir eu très peur. Très peur de sentir que j'étais « embarquée » dans un processus probablement sans retour, une prise en charge de moi-même ; certes Marie Lise était aidée par quelqu'un et par quelque chose, mais elle se trouvait toujours nez à nez avec elle-même. C'est moi seule qui savais me donner du bien-être et personne d'autre n'aurait pu le faire à ma place. Tout cela m'angoissait et pendant deux mois je voulus retourner à mon insouciance de naguère, au temps où j'étais inconsciente et que je croyais qu'une opération ou, mieux, un comprimé, réglerait définitivement mon problème. J'aurais aimé croire en une guérison magique et je ne pouvais plus y croire. La seule personne en laquelle je pouvais croire, c'était moi.

Cette force intérieure que je possédais et que j'appelais Dieu, ou énergie divine, c'était aussi l'énergie de pouvoir contribuer à l'amélioration de ma santé et de mon bien-être. Je me sentais à la fois grande et petite. J'éprouvais à la fois l'impuissance du nouveau-né et la sagesse de la femme âgée. Comme si après avoir vécu une vie, j'en commençais une autre.

Une nouvelle Marie Lise voyait en effet le jour et des amis venus me trouver à Paris, qui m'avaient connue souffrante et aigrie étaient agréablement surpris de ma renaissance. Eux seuls croyaient à un miracle. Car je savais la somme de courage et d'efforts que cela requérait quotidiennement. Thérèse remarquait aussi des signes de changements. J'étais beaucoup plus exubérante, plus expressive, plus rieuse et taquine, et beaucoup plus à l'aise dans mon corps, heureuse de l'habiter. Le travail corporel me devenait de plus en plus familier. Il m'était de plus en plus facile d'accomplir les mouvements et de les vivre. Mon corps y répondait et les aimait.

Eh oui, se permettre de vivre! Se permettre de libérer ce que le soi peut transmettre grâce à l'inconscient par le corps. [...] Je crois de plus en plus que le corps a une mémoire. En vivant les mouvements, je redécouvre des sensations que j'ai déjà éprouvées. Cela passe par ma tête, par mes muscles, j'ai l'impression que mon corps dit : «Ah oui», l'instant d'une image, l'instant d'un souvenir, d'un vécu. [...] Je sais que je suis en parfaite harmonie avec mon corps. Je suis consciente de chaque mouvement, de chaque geste aussi, je prends contact avec la réalité. [...] Courage Marie Lise! Rien n'arrive seul, ce que tu ne comprends pas dans ton corps, tu ne le comprendras nulle part ailleurs. [...] Je comprends.

Je découvrais quelque chose qu'il m'est encore difficile d'exprimer en mots aujourd'hui, comme une intelligence musculaire. Je prenais conscience de mes muscles, je reconnaissais qu'ils étaient contractés, tendus, relâchés. J'en avais de plus en plus une image claire. Je commençais à mesurer leur capacité d'expression et à apprécier leur langage grâce aux mouvements et aux balles qui me fournissaient un point de référence. Les balles m'informaient de l'état de mes muscles et me suggéraient une image. Par exemple, je pouvais mettre une balle de tennis sous le haut de mon trapèze (le trapèze est un muscle en forme de mouchoir qui s'attache à la base du crâne et aux épaules, qui descend jusqu'à la dixième vertèbre dorsale et qui se situe entre les omoplates) et le renseignement qui se rendait à mon cerveau était «surface dure». Évidemment, une telle prise de conscience se fait en quelques secondes. Pendant ce temps, Thérèse continuait à me diriger et je travaillais les mouvements. En accomplissant le mouvement, j'étais très consciente de mon bras qui bougeait; la balle massait mon trapèze, je découvrais le lien entre le mouvement du bras et le trapèze. Je sentais mon bras s'alourdir, la surface dure s'assouplir, je sentais la balle pénétrer encore plus le muscle. Tout à coup, ma cage thoracique s'ouvrait, je voyais une image; mon poumon montait jusque dans mon épaule, et je riais ou souriais intérieurement. Puis je poursuivais et je sentais soudain un étirement musculaire, je sentais jusqu'où mon muscle pouvait s'étirer. Thérèse nous répétait de nous concentrer à sentir l'étirement; il fallait alors le respecter, ne pas le forcer, le maintenir. Je sentais la résistance et mes images intérieures changeaient.

Mes muscles prenaient une telle importance dans ce processus que j'avais l'impression qu'ils avaient leur vie propre. Souvent je leur parlais intérieurement. Je parlais davantage aux muscles de mes jambes qu'aux autres, car ils avaient besoin d'être apprivoisés. Ils étaient résistants, durs comme des tuyaux de fer. Alors, je leur racontais des histoires afin de les assouplir. J'avais pris rapidement conscience qu'il ne servait à rien de me fâcher contre eux, de les injurier, d'être leur persécutrice ou, pire, leur victime. Je ne pouvais qu'être leur amie. Pourquoi pas? De toute façon, la réalité était là, j'avais les jambes raides comme du bois.

Et ce qui était extraordinaire et drôle, et frustrant en même temps, c'était le travail de mon petit orteil gauche du côté où j'avais été opérée. Alors que nous étions tous assis sur le sol, les jambes allongées devant nous, le dos bien droit, Thérèse nous avait demandé d'écarter les orteils à droite et, comme d'habitude, j'entendais ses mots, j'esquissais le mouvement et tout allait bien. Mes orteils s'écartaient avec un peu de résistance mais ils finissaient par obéir après deux ou trois essais. J'entendais cependant quelques petits cris de frustration et d'étonnement autour de moi. Je compris lorsqu'on passa au pied gauche. Je tentai d'écarter mes orteils mais, surprise, mon petit orteil ne voulut pas bouger d'un millimètre. Je lui ordonnai alors de s'écarter sur le côté : « Orteil, écarte-toi à gauche ! » Mais il refusa. Toujours rien ! Cela peut sembler insignifiant, mais c'est joliment frustrant. Mon orteil semblait mort. Le tendon et le muscle qui y était rattaché dans ma jambe étaient figés. Rien ne bougeait ! Devant pareille difficulté, Thérèse nous demandait de masser nos membres et de refaire le mouvement après le massage, ce que je fis. Et, ô miracle, le petit orteil se mit à esquisser un mouvement très laid et très incertain sur le côté mais il répondit à mon ordre. Je venais de découvrir l'existence de mon petit orteil, cet orteil qui nous semble souvent superflu dans nos chaussures trop étroites, et de m'apercevoir qu'il avait sa vie propre. Mon orteil avait commencé à vivre.

Je découvrais ainsi toutes les parties de mon corps. Je faisais le ménage, j'enlevais de la poussière, je redonnais vie à toutes ces régions de mon corps. Sans trop comprendre encore, j'empruntais intuitivement le chemin inverse de celui qui mène à la maladie, à la vieillesse et à la mort. Je m'éveillais à la vie. Ma respiration se libérait de jour en jour. Je bougeais avec de plus en plus de facilité. Mon visage embellissait, mes traits s'uniformisaient. Cela semble tenir du miracle, mais non ! Cela vient du fait que le corps est malléable.

Ces quelques mois passés chez Thérèse ont permis des transformations physiques et psychiques qui ont réorienté ma vie professionnelle. J'étais vraiment captivée par ce travail qui entraînait tant de résultats positifs et j'avais le goût de le transmettre aux autres, de le faire connaître au Québec. Je parlai de ce désir avec Thérèse. Alors elle me confia qu'elle voulait commencer à former des professionnels à l'automne. J'étais ravie. Il était donc possible pour moi de revenir à Paris en septembre pour étudier avec elle. Elle était prête à m'accepter dans son premier groupe d'élèves. Je ne pouvais cependant donner une réponse finale. Nous avons convenu que je lui écrirais en août pour lui confirmer ma présence.

Nous étions au tout début du mois de juin et il ne restait que quelques semaines de cours avant l'été. J'avais un besoin urgent d'intégrer ce que j'avais vécu à Paris, d'écrire et de retrouver un contact avec la nature, avec les éléments. Le vent, la mer, le ciel, les étoiles, la terre. Je partis seule pour la Grèce et ce n'est qu'une fois installée dans ma vie quotidienne en solitaire, avec mes balles, mon crayon, la mer et le ciel bleu comme amis, que mon inconscient se mit à libérer tout ce que le travail corporel avait remué depuis quelques mois. Je rêvais, j'écrivais mon journal et je faisais mes exercices. Mes rêves allaient m'aider à comprendre la dynamique familiale qui avait eu cours dans mon enfance et la place que j'y avais prise en tant que cadette. Souvent je percevais les membres de ma famille comme des ennemis. J'avais substitué mon frère à mon père et tenté de le retrouver dans les hommes que j'avais rencontrés. L'écriture me révélait des souvenirs oubliés. Ils refaisaient surface sans effort de ma part. Petit à petit, mon histoire se recomposait. Le récit de mon passé prenait forme ; de mon premier mouvement autodestructeur jusqu'à ma première douleur arthritique, au pensionnat. Je pensais avoir tout oublié et voilà que tout cela me revenait à la mémoire. Évidemment, ces images étaient accompagnées d'émotions : je pleurais, je rageais, je maudissais tandis qu'autour de moi régnaient le calme et la paix du ciel grec.

Je recouvrais peu à peu la santé. Je nageais beaucoup, j'escaladais les petites montagnes de l'île. Mon genou était souple grâce aux mouvements quotidiens d'antigymnastique et de tous ces exercices. J'étais heureuse d'être seule. J'intégrais les changements à ma vie et je découvrais l'importance de le faire, de me réapproprier les espaces dont je m'étais privée depuis si longtemps. Il me fallait prendre le temps de rencontrer la nouvelle Marie Lise, celle qui avait toujours été là, finalement, et qui était cachée par l'autre, celle qui avait haï sa mère, son père, son frère, sa famille. Celle qui s'était haïe, celle qui avait tant voulu se détruire. Je sentais l'autre resurgir, et cette autre à qui je ressemblais de plus en plus aimait sa mère, son père, sa famille et surtout… elle s'aimait beaucoup. J'étais soumise à des élans de créativité que je n'avais jamais connus : je dessinais, je composais des chansons, je jouais avec ma voix. J'avais des tas de projets, des tas d'idées concernant ma vie personnelle et professionnelle, je préparais le début de ma renaissance.

De retour au Québec pour me renflouer financièrement, je pus annoncer à tout le monde ma décision de retourner étudier avec Thérèse. J'évoquai le changement intérieur dont j'avais su profiter et qui me rendait si confiante pour l'avenir. Certains y croyaient, d'autres pas. Mais tous pouvaient voir la métamorphose de mon corps qui ne pouvait mentir. Ce séjour d'un mois me permit de vérifier à quel point j'avais changé intérieurement devant mon travail et ma famille. J'étais toujours la même mais il y avait quelque chose en moi qui s'était profondément transformé. Rien ni personne n'aurait pu m'empêcher de retourner à Paris. J'étais fortement convaincue qu'il me fallait continuer mon travail aux côtés de Thérèse. Pour moi d'abord… pour les autres ensuite !

J'avais beaucoup d'énergie et d'espoir. Il fallait que je trouve cinq mille dollars. À Paris, j'avais conçu un projet de recherche auprès des bègues avec la méthode Bertherat. Je présentai ce projet très étoffé au ministère des Affaires sociales pour me faire dire que « la priorité, cette année, Madame Labonté, est donnée aux sourds et non aux gens qui bégaient… » Je suis allée voir les banques et comme j'avais tout vendu pour me rendre en Europe, l'investissement présentait des risques à leurs yeux. J'ai frappé à la porte de ceux qui semblaient croire à mon projet d'étude pour découvrir qu'ils trouvaient folle mon idée d'aller me guérir en France. Pourquoi Paris ? Pourquoi pas ici ? J'entendais des phrases telles que « Sois raisonnable », « Attends un peu », « Attends un an, travaille encore un an puis tu iras là-bas ».

Ils ne voyaient pas à quel point ce qu'ils me disaient était ridicule. Attendre, c'est ce que j'avais fait toute ma vie. Attendre au pensionnat, attendre à l'université. J'avais été raisonnable et j'en avais payé le prix. Mon désir de m'améliorer et de me transformer était irrépressible et l'avait toujours été à mes yeux. Je savais que les questions d'argent ne pouvaient compromettre ma démarche et que je poursuivrais celle-ci, même si je n'avais pas trouvé le montant nécessaire. J'achetai mon billet d'avion avec le peu d'argent qui me restait. Trois jours avant mon départ, je n'avais pas encore trouvé l'argent qui me manquait. Puis un soir, j'ai téléphoné à mon ami le psychosomaticien. Celui-ci n'hésita pas une seconde à endosser le montant que j'empruntais. J'étais tellement surprise et contente. Il croyait en ma démarche autant que j'y croyais. Je suis donc partie pour Paris une seconde fois. J'avais envoyé un télégramme à Thérèse pour lui annoncer mon arrivée. J'espérais de tout mon cœur que l'enseignement n'était pas déjà commencé.

À Paris m'attendait une autre femme, une Québécoise très sensible à ma démarche. Elle aussi était à la recherche d'elle-même. Elle s'appelait Marie. J'ignorais à quel point elle serait importante pour moi et combien son attitude à l'égard de ce que je vivais m'aiderait à me guérir sur le plan émotif.

Le lendemain de mon arrivée, je me rendis chez Thérèse. Les gens de son équipe étaient là et semblaient surpris et mal à l'aise de me voir. Je ne comprenais pas leur réserve. Puis, finalement, quelqu'un s'approcha pour me dire que Thérèse avait décidé de ne pas enseigner. On m'avait envoyé une lettre afin de me prévenir, lettre qui devait être en route pour Montréal. Horreur ! Tout s'écroulait autour de moi. Je me suis agrippée au bureau de Thérèse. Celle-ci est entrée et j'ai su en la voyant que ce n'était pas si terrible. Elle me bombarda de questions : « As-tu un endroit où habiter ? », « As-tu tes valises avec toi ici ? », « Comment vas-tu ? »

Je la rassurai, j'avais mon appartement à dix minutes de marche de chez elle. J'étais entourée de Québécois. Nous vivions à quatre dans un « quatre pièces et demie ». Très entassés, c'est vrai ! J'avais toutefois des sous pour survivre. Tout était en place, sauf... les cours ! Elle me répondit :

— Bon, puisque tu es ici, on va te prendre avec nous.

Elle me fixa alors un rendez-vous pour le surlendemain. Elle m'expliquerait pourquoi elle avait décidé de ne pas enseigner. « Mais qu'est-ce que je fais ici, alors ? » me demandai-je. Ce soir-là, j'écrivis ce qui suit dans mon journal.

La vérité est que je reçois une autre taloche au visage. Thérèse Ber-therat ne donne pas de cours aux professionnels. Je saurai pourquoi vendredi. Je crois en deviner la raison, si j'en juge par ce que son assistante m'a raconté. Ce travail est quelque chose de très personnel. J'aimerais comprendre les mouvements. J'en connais les bienfaits physiques, j'en connais les résultats positifs mais je désire comprendre comment ils surviennent. J'ai l'impression que Thérèse me dit : « C'est à toi de découvrir comment fonctionne le corps et de le faire vivre aux autres. » De toute façon, j'ai besoin de travailler avec des gens et je vais le faire. Je crois beaucoup à la méthode de Thérèse parce que c'est grâce à elle que j'ai retrouvé vie et créativité.

Je parlais de mon corps comme d'une machine parce que j'étais fâchée, parce que je voulais comprendre avec ma tête ce qui s'y passait. Et c'était là le danger qu'aurait pu représenter cet enseignement : étudier les sensations, les réactions, chercher avant tout à les vivre pour s'en rappeler plutôt que de les vivre pour en faire l'expérience. Après deux jours de réflexion, j'avais fini par me réjouir du fait que Thérèse n'enseignerait pas ; j'aurais à mener ma recherche moi-même, comme je l'avais déjà entrepris. N'est-ce pas ainsi que j'avais commencé ? C'était beaucoup plus exigeant, mais comme je voulais tellement poursuivre ma recherche, j'étais prête à relever le défi et à m'autodiscipliner pour y arriver. C'est avec cette attitude que je rencontrai Thérèse le vendredi suivant. Elle m'expliqua ce que j'avais deviné, puis me proposa un plan de travail. Elle me prit au sein de son équipe. Autant j'avais profité de son enseignement, autant j'étais prête à partager les bienfaits de mon expérience, de ma démarche et de mes connaissances sur la voix, les sons et les problèmes de bégaiement. Elle me conseilla ceci :

1. Lire certains livres (travail que j'avais déjà entrepris) ;
2. Recevoir une fois la semaine un traitement mézières donné par une méziériste ;
3. Travailler avec Madame Rex, une ancienne cantatrice qui se serait autoguérie de ses problèmes de voix ;
4. Poursuivre mes cours avec elle et avec les autres membres de l'équipe ;
5. Assister aux rencontres du mercredi midi (temps de rencontre et d'échange de l'équipe).

Puis, elle me demanda si j'étais satisfaite. Oui, tout était à ma convenance et j'étais enchantée de pouvoir poursuivre ma recherche à ses côtés. C'était tout ce que je voulais.

La douleur émotionnelle

Je sanglotais et laissais mes muscles se détendre. Je ne m'apitoyais pas sur ma réalité actuelle, mais plutôt sur une réalité ancienne. J'avais l'impression que mes muscles pleuraient quelque chose que j'aurais dû pleurer il y a longtemps.

Mes jours à Paris s'écoulaient dans le calme et la discipline : tous les matins je consacrais deux heures à assouplir et travailler mon corps et ma voix. Ces deux heures étaient suivies d'une période d'écriture dans mon journal. Une écriture spontanée grâce à laquelle j'exprimais les sensations que j'éprouvais, les images que me suggéraient mon travail et mes pensées, et les questions que je me posais. Ce temps d'écriture était suivi d'un arrêt pour le repas et d'une promenade dans Paris. Je me rendais à pied à la bibliothèque pour y étudier l'anatomie et la physiologie que j'avais étudiées longtemps auparavant ; je me rafraîchissais la mémoire et regardais des dessins illustrant les muscles et leurs attaches. Après deux heures, je me rapprochais de la Seine, je me rendais à Beaubourg pour me plonger dans les ouvrages de Feldenkrais, Lowen et Gerda Alexander, et dans des livres portant sur la psychosomatique. Je lisais des auteurs qui parlaient de l'importance de la respiration, du mouvement, du travail musculaire, de la libération des tensions, de la libération des émotions. Ma journée se terminait le plus souvent par un cours chez Thérèse, une session individuelle avec Dominique, ma thérapeute méziériste, ou par un cours de chant chez Mme Rex. Mes soirées se passaient à échanger avec Marie sur nos expériences respectives. J'attendais toujours avec impatience les mercredis ; je posais des questions lors de notre rencontre d'équipe et j'écoutais les questions et les réponses des autres. Quelquefois j'émettais une opinion, toujours écoutée.

Je souffrais de moins en moins. Je découvrais toutefois une autre douleur, très proche de la douleur physique : la douleur émotionnelle. J'avais bien lu dans les livres qu'elle existait, mais je n'avais jamais eu à y faire face. J'étais un peu étonnée de la forme qu'elle prenait et surprise du type d'émotions qui y était rattaché. Plus les mouvements me faisaient du bien, plus mon corps savourait ce bien-être. Je travaillais mes pieds. Je m'allongeais sur le sol et je prenais conscience de mon corps et de son contact avec le sol. Je respirais d'une respiration profonde, totale. Puis je commençais à bouger ; je travaillais mon bassin, mes fesses, puis mes épaules, ma nuque et ma tête. Ce travail était de moins en moins douloureux. Mes épaules retrouvaient facilement l'abandon, comme si mon corps savait retrouver sa place et réapprendre à s'ouvrir à la vie. Et ce mouvement d'ouverture entraînait une multitude d'images et de souvenirs anciens qui contenaient la douleur émotionnelle. Je sanglotais et laissais mes muscles se détendre. Je ne m'apitoyais pas sur ma réalité actuelle, mais plutôt sur une réalité ancienne. J'avais l'impression que mes muscles pleuraient quelque chose que j'aurais dû pleurer il y a longtemps. Les seuls mots que je pouvais dire à Marie, cette camarade qui travaillait parfois à mes côtés, les seuls mots qui surgissaient alors étaient empreints de tristesse : « Ça me vient de loin, de très loin, de mes profondeurs. J'ai l'impression de pleurer tout le mal que je me suis fait. » Puis, peu à peu, je compris que c'était mon enfant intérieur qui pleurait ; je me revoyais en effet toute petite. Après avoir évacué cette douleur, je me sentais tout à fait bien : neuve, libérée. Prenant conscience aussi de mon corps, de mon bien-être et du bien-être que je pouvais apporter à ce corps, j'avais peine à croire que j'avais pu me rendre si loin dans la maladie. Je me demandais souvent comment il était possible d'être si mal dans mon corps, si malade, sans jamais réagir ou prendre conscience de quoi que ce soit. Je n'avais pas de réponse.

Cette vague de profonde tristesse a duré quelques mois. Elle se précisait avec le temps. Elle était accompagnée de souvenirs et d'images d'une grande précision. En même temps surgissait un profond sentiment d'amour pour moi-même, pour l'être que j'étais ; non pas la Marie Lise enfant-adulte, mais celle que je découvrais au plus profond de moi. J'étais émerveillée par cette montée d'amour. Je me rendais compte que quelque chose de très précieux et de sacré vivait en moi : mon être. Jamais plus je ne pourrais me faire de mal ou laisser les autres me faire du mal comme cela avait été le cas auparavant. Cet amour n'avait rien d'égoïste. Au contraire, c'était une force, une richesse qui m'aidait à m'ouvrir au monde et à vouloir du bien aux autres et à moi-même.

Puis surgit une autre émotion que j'avais déjà éprouvée lors de ma rencontre avec la douleur. Cette fois-ci, la vague s'appelait agressivité et rage. Dans mon travail avec la méziériste et avec Thérèse, je me heurtais à une carapace intérieure plus profonde que celles que j'avais rencontrées antérieurement, plus dure aussi. Je me la représentais comme un mur à la surface lisse qu'on ne peut pénétrer et sur lequel tout rebondit. La rencontre avec cette nouvelle coquille profonde était douloureuse et me faisait vivre une rage jamais ressentie auparavant. Cela se passait parfois en pleine classe, j'étais soudain envahie par une énergie électrique qui me donnait envie de lancer les balles de tennis contre les murs de la salle de travail. Ou encore, en pleine session de Mézières, j'avais le goût de sauter au visage de Dominique. Cette rage me sortait de partout, des pores de la peau, des jambes, des mâchoires, des yeux et mon journal en était rempli.

Une révolution éclate en moi, une agressivité, une énergie qui veut sortir de mon corps. J'ai le goût de crier, de rire, de pleurer, de me battre, de courir, de danser, de faire l'amour. Autant j'ai été cérébrale, autant aujourd'hui j'ai le goût d'être animale...

J'étais surprise par cette colère profonde, cette rage. Moi, la douce Marie Lise, agressive ? Je ne me souvenais pas de m'être jamais mise en colère. Mes muscles, eux, semblaient s'en souvenir. Je ne savais pas quoi en faire. J'avais des gestes plus durs, je claquais des portes, je me fâchais contre les bibliothécaires. Je rageais contre Paris, les Français, les Québécois, contre Thérèse, contre moi, contre tout le monde. J'étais plus dure avec mon corps et j'avais tendance à retourner cette rage contre moi. Je me confiais aussi moins facilement, j'avais tendance à vouloir retourner en arrière, à refermer les portes, et mon corps, par réflexe, voulait se refermer. Certaines douleurs remontaient à la surface. Je pouvais travailler en Mézières, me sentir longue, allongée, ouverte, et le lendemain, retourner à mes anciennes habitudes. Je m'ouvrais et me refermais continuellement. Je luttais intérieurement. Cette cuirasse ne semblait pas vouloir céder. Mon genou me faisait mal de nouveau, je croyais régresser. Je ne parvenais pas à accomplir mes tâches quotidiennes harmonieusement. Je vivais une grande exaspération, une colère profonde qui me rendait toute chose difficile. Thérèse me disait de marcher moins dans Paris si j'avais mal, de reposer mon genou, de me reposer si j'étais fatiguée, de cesser d'être dure avec moi-même. Cela semblait tout à fait sensé et pourtant, je ne l'admettais que difficilement tant j'étais révoltée. En même temps que cette rage surgit une haine profonde de moi-même qui annihila l'amour que je venais tout juste de découvrir. Haine de moi-même, haine de mon corps ; je commençais à comprendre pourquoi j'avais été si loin dans la maladie.

Au moment même où je vivais cette rage, où j'affrontais cette coquille profonde difficilement franchissable, je rencontrai chez Thérèse une praticienne du rolfing* qui se nomme Evelyn Lenher. Evelyn était de passage à Paris pour trois mois afin de faire découvrir le rolfing à Thérèse, par la même occasion, apprendre ce qu'était l'antigymnastique et le méziérisme. J'avais déjà rencontré Evelyn en novembre. Avec enthousiasme je lui avais expliqué ma démarche, mon évolution ; les gestes que j'accomplissais pour exprimer cette évolution qui m'apparaissait comme une pente raide vers le haut. Elle me dit vivement :

— Non, non, comme ça !

Elle s'exprimait dans un français terrible et elle prononça le mot *evolution* en l'accompagnant d'un geste qui dessinait une spirale.

---

* Le rolfing est une méthode de manipulation du tissu conjonctif élaborée par Ida Rolf. Le thérapeute qui pratique cette méthode est un rolfeur.

— *Because like this* (elle me montrait la pente raide), *you can break your nose.*

J'ai éclaté de rire ; j'avais compris.

Evelyn avait besoin d'un cobaye pour faire une démonstration de rolfing ; je me suis proposée. Il m'a fallu montrer mon corps presque nu devant cinq personnes, toutes des méziéristes, et ensemble, avec Evelyn, elles l'ont regardé dans le détail. J'avais déjà vécu l'expérience avec Dominique ; elle m'avait examinée de la tête aux pieds. Mais cette fois-ci, c'était différent ; j'étais devant tout un groupe. Après avoir indiqué les différents problèmes de structure posturale qu'elle voyait, elle m'a fait allonger sur la table de rolfing et elle a commencé à masser mon dos pour ramener mon épaule gauche (qui était en rotation interne) à sa place. J'étais émerveillée par le travail de la praticienne qui labourait mon corps avec ses doigts ; tout ce que j'avais à faire était de m'abandonner entre ses mains. Je sentais qu'elle pénétrait la couche qui me bloquait depuis quelques semaines. Je sentais qu'elle aurait pu, avec ses doigts, ouvrir ma « carapace de rage ». Le traitement fut très court, car ce n'était qu'une démonstration.

Evelyn et Thérèse m'avaient parlé de mon corps, avaient su m'expliquer ce qu'il devait faire pour se mouvoir. Il était difficile pour moi d'accepter de me voir telle que j'étais et de savoir dans quel état était mon corps à ce moment-là. Ma rage venait peut-être du fait que j'avais atteint une couche profonde et peut-être infranchissable si je ne me préparais pas à une thérapie physique en profondeur. Tous les obstacles sur lesquels je butais au cours de ces séances de Mézières et d'antigymnastique correspondaient à des résistances. N'étaient-elles pas responsables de cette rage incrustée qui avait formé une cuirasse ? Cette colère jamais exprimée ? Ce cri de colère jamais lancé ? Je ne pouvais encore répondre à ces questions. Ce que je savais, c'est que je rencontrais de la résistance à l'intérieur et qu'il m'était très difficile de l'accepter. Les autres cuirasses avaient cédé beaucoup plus rapidement que cette dernière. J'étais devant quelque chose de nouveau, en situation d'apprentissage, et je me trouvais encore confrontée à l'inconnu.

Durant l'automne qui suivit, je rencontrai Françoise Mézières, qui était de passage à Paris. Elle revenait d'un séjour au Québec et ensemble, chez Thérèse, nous avons fait l'éloge des Québécois. Peut-être à cause de son amour des Québécois, j'ai obtenu de Mme Mézières la permission d'assister en tant qu'auditrice libre au prochain stage qu'elle allait donner. Cette femme, qui avait la voix et l'apparence d'un homme, semblait dure, mais elle pouvait aussi être très douce. Elle avait des yeux remarquables, des yeux vivants, brillants, qui brûlaient pour une cause. Manifestement, il existait beaucoup d'amour et de complicité entre elle et Thérèse. Elles étaient belles à regarder, tête blonde, tête blanche.

Un après-midi, j'eus la chance d'assister avec toute l'équipe, au premier — et dernier — rolfing de Françoise Mézières. Evelyn, notre Américaine, allait rolfer Françoise Mézières. C'était la rencontre de deux femmes fortes et de deux méthodes extrêmement puissantes. J'étais très émue par l'événement, et encore plus émue de voir Evelyn sculpter le dos de Françoise Mézières. Je savais que j'assistais à un moment unique dans l'histoire des techniques corporelles. Le dos de Françoise Mézières, ainsi que son cou et ses bras, témoignaient d'heures et d'années de travail sur le corps de centaines de personnes passées entre ses mains. Mme Mézières se laissa faire, non sans avoir résisté au début, et s'abandonna aux mains expertes d'Evelyn qui, tel un sculpteur, travaillait sa matière. Et, tout en se laissant faire, elle était aux aguets et suivait le va-et-vient du coude d'Evelyn sur les muscles situés entre les deux omoplates et tout le long de sa colonne vertébrale. Au fur et à mesure qu'Evelyn changeait de groupe musculaire, Mme Mézières nommait les muscles à haute voix et expliquait de façon scientifique le travail en cours. Evelyn, qui ne comprenait pas un mot de français, souriait et poursuivait son travail avec précision. Le dos de Françoise Mézières se redressait à vue d'œil et le renflement musculaire qu'elle avait à gauche dans la région des omoplates était presque entièrement disparu après une heure de travail. Elle était fatiguée mais contente et semblait avoir autant travaillé qu'Evelyn. Thérèse essaya immédiatement de lui fixer un rendez-vous pour le lendemain afin de poursuivre le travail, avant qu'elle ne reparte dans son coin de France. Mais Françoise Mézières ne revint pas voir Evelyn. Nous étions tous émerveillés par cette session de rolfing et par l'efficacité du travail d'Evelyn. Nous avions tous vu le dos de Françoise Mézières se redresser et le renflement disparaître.

Le corps est vraiment malléable, mais l'esprit l'est-il autant ? Cette session de rolfing me faisait voir à quel point la structure corporelle pouvait se modifier, se redresser. Mme Mézières avait-elle accepté cette transformation de son dos ? Elle ne revint pas.

Avec l'arrivée des vacances scolaires, je décidai de prendre un temps d'arrêt et de m'évader de Paris pour deux semaines. Je partis pour la Corse.

Ce n'est que par mon corps et mes sensations que je pourrai transmettre la méthode de Thérèse. Je veux qu'il soit mon outil de travail et qu'après avoir été mon ennemi, il devienne mon associé. L'apprentissage sera long, je le sais maintenant. [...] Je voyage depuis deux jours : Paris-Nice-Corse. Je sais que j'ai un peu perdu cette élasticité qui me permettait d'être tellement bien, de m'habiter. Naturellement, en dérangeant mon rythme et ma routine de travail je perds cette élasticité et j'aurai à payer en retrouvant ma raideur, ma rigidité. Mon cheminement corporel m'a rendue très sensible aux autres et à ce qu'ils peuvent vivre. Ce travail laisse des traces en moi.

Aujourd'hui ce fut difficile. Le contact avec mon corps fut même douloureux. J'ai refait lentement connaissance avec mon corps ; il ne faut pas perdre espoir. Lentement, il me faut y consacrer du temps et j'ignore encore combien de temps. Je découvre toujours comment ce travail est long et exigeant. [...] Le mouvement doit se faire lentement, on doit vraiment être attentif aux sensations qu'il entraîne, pendant qu'on l'exécute et après. [...] J'ai beaucoup d'outils en main ; c'est à moi de jouer. Je suis quelquefois impatiente, cherchant la facilité. C'est un long apprentissage, je me décourage de voir que je suis encore rigide, surtout le matin en me levant. [...] Il me faut l'habiter encore plus, ce corps qui est le mien.

Quelquefois je m'arrêtais et pensais au chemin parcouru depuis un an. Un bien long chemin. À présent, je pouvais marcher, courir, danser. J'avais repris possession de mon corps. Je me souviens de l'illusion que j'avais entretenue avant mon départ pour Paris. Je pensais que tout serait réglé en trois mois. Quelle légèreté ! Plus que jamais je prenais conscience du travail que j'avais fait et de celui qui me restait à faire, de la persévérance dont j'avais fait preuve et dont j'aurais encore besoin. J'exprimais à Thérèse mon découragement ; quelquefois j'atterrissais dans son bureau en pleurant et en lui disant combien c'était exigeant et difficile. Je l'appelais à l'aide. Ensemble nous regardions le travail accompli et cela m'apaisait. Je savais qu'en continuant je ne pourrais connaître pire, au contraire.

Le retour des vacances scolaires fut éprouvant. Durant les mois où je m'étais butée aux sentiments de rage et d'impuissance qui me hantaient, j'avais atteint un plateau. L'énergie psychologique que j'avais déployée tout au long de ma recherche diminuait. Je n'avais plus envie de rien et c'est dans cet état de frustration que je recevais les commentaires de certaines thérapeutes travaillant chez Thérèse. Selon elles, j'avais encore beaucoup de travail à faire. À cause des séquelles laissées par l'opération à mon genou, elles se demandaient même si quelque chose pourrait être tenté. Mon amie méziériste comprenait mon état et avait choisi de travailler en douceur avec moi. Je recevais aussi des massages de shiatsu avec le maître qui faisait partie de notre équipe de travail. Ces séances étaient quelquefois si douloureuses qu'il m'arrivait de refuser d'y retourner. Tout au long des séances, le maître ne cessait de me répéter à quel point l'énergie des méridiens était bloquée. Je le savais, je savais que j'étais bloquée en profondeur et je n'avais surtout pas besoin de me le faire répéter. J'en avais marre, marre, marre ! Seules Thérèse et Dominique ne passaient aucun commentaire sur mon état physique et semblaient comprendre ma révolte et mon désespoir.

J'ai atteint le point d'exaspération lors d'une fin de semaine intensive en shiatsu. Nous étions un groupe d'une dizaine de personnes. L'atelier avait lieu à Versailles, chez une thérapeute qui faisait partie de l'équipe de travail de Thérèse. Ishimo, un maître japonais, y assistait aussi. Le travail était très intense parce que nous devions apprendre à travailler le corps entier. Il y avait beaucoup de matière à assimiler en très peu de temps. Ce n'était pas aisé pour moi de donner des massages à cause des positions que nous devions prendre sur le sol. Plus la journée avançait, plus je me sentais limitée dans mes mouvements. Je ne pouvais m'asseoir sur mes talons comme tout le monde à cause de mon genou et je n'étais pas suffisamment détendue pour que mon toucher soit ferme et souple. Ma frustration augmentait d'heure en heure. La tension fut à son paroxysme quand, encore une fois, le maître japonais qui me massait me posa cette question : « Quel âge as-tu ? » — « Vingt-six ans. » Alors, il s'exclama : « Comment peux-tu avoir un corps pareil, si jeune ? » Avec un geste d'impatience je répliquai : « Pourquoi dis-tu cela ? » Avec sa simplicité désarmante, il me répondit : « Parce qu'à te toucher en shiatsu, tu as le corps d'une vieille personne. » J'en suis restée bouche bée. Tout ce que j'ai réussi à balbutier fut : « Tu sais, Ishimo, j'ai été très malade. » Je me souviens d'avoir pleuré en essayant de cacher mes larmes. Je savais qu'il n'avait pas voulu me blesser et qu'il me disait la vérité, ignorant la portée de ses paroles.

Ces mots, et surtout ce que j'en pensai, me plongèrent dans le noir, dans l'obscurité d'un tunnel. J'y étais arrivée, ou plutôt j'y avais atterri brusquement. La séance se termina et je sortis, encore en état de choc. Puis Dominique me ramena à Paris et nous dînâmes avec Marie. Je ne disais mot, je me sentais défaite, détruite. Je sentais que ma réaction était exagérée mais je ne parvenais pas à la combattre ou à me ressaisir, à me secouer, à me remonter, à me battre ou à faire quoi que ce soit d'autre. J'avais justement envie d'arrêter de me battre et de me laisser couler dans ce tunnel, de me laisser aller à mon désespoir. Ishimo n'avait fait que déclencher le sentiment qui m'habitait depuis un mois. De plus, à cause des massages de shiatsu que j'avais reçu pendant la journée, l'énergie circulait en moi d'une façon différente.

Nous sommes revenues à la maison, Marie et moi. Elle gardait le silence, pressentant que quelque chose allait éclater. Nous nous sommes allongées pour discuter comme nous le faisions tous les soirs. Puis je fus prise de terribles crampes d'estomac. Je me recroquevillai en position fœtale et j'entendis monter de mon ventre, un énorme sanglot, puis un long cri de désespoir. Cela me fit un bien immense de pleurer, pleurer, pleurer. Je sortis toutes les larmes de mon corps et pensai : « C'est trop dur, c'est trop dur, je ne suis plus capable, je ne suis plus capable. » J'avais ce besoin de verbaliser ma pensée, de me permettre de la dire à voix haute. Puis une idée s'insinua doucement, insidieusement : l'idée de mourir. Mourir si cela devenait insupportable, mourir si je n'arrivais pas à m'en sortir. Cette pensée, qui peut sembler macabre, ne l'était pas pour moi ; mourir serait une délivrance, une solution, ma porte de sortie. J'en fis part à Marie qui, Dieu merci, ne me jugea pas. Malgré sa présence compatissante, je me sentais seule au monde avec ce corps malade que je tentais de guérir et qui, d'après les spécialistes, était encore très malade. Et c'est avec ce sentiment de solitude et cette idée, que je gardais comme une solution possible, que je me suis endormie cette nuit-là, comme une enfant.

Le lendemain j'étais dans une forme splendide. Mais encore très vulnérable, avec cette solution cachée à l'esprit. Mais j'étais rassurée, prête à affronter la réalité. Je n'avais jamais envisagé la mort comme une manière de fuir la souffrance, même lorsque j'avais été très malade. Non, je ne m'y étais jamais arrêtée. Je m'étais déjà imaginée en chaise roulante ou déménageant au Colorado, pays où le climat est propice aux arthritiques, mais jamais je n'avais souhaité la mort. Pourquoi cela m'arrivait-il, un an, presque jour pour jour, après le début de ma guérison ? La mort faisait-elle partie de cette cuirasse impénétrable à laquelle je me heurtais dans mon corps depuis deux mois ? J'étais pourtant si vivante et j'aimais tellement la vie ! Chose certaine, j'étais rassurée par cette idée, cela atténuait le sentiment d'impuissance que je vivais encore après deux mois. Cette idée me redonnait de l'énergie. Ma formation de shiatsu terminée, je partis avec Marie pour la Bretagne. J'éprouvais un besoin immense d'entrer en contact avec la nature, la terre et la mer, et d'intégrer ce passage si puissant.

Devant l'âtre, aujourd'hui, j'ai saisi une autre dimension de ce malaise qui étouffe mon corps. Le shiatsu m'a montré que je tuais mon ventre, ainsi que d'autres parties de mon corps. J'étais et je suis encore quelquefois divisée ; une tête, des bras, des mains. Le haut de mes bras est mort ou plutôt était mort. Le cou et le crâne renaissent par la voix, les mains ont existé mais de l'extérieur. Je me suis souvenue l'autre jour combien je regardais souvent mes mains au lieu de les sentir. Mon ventre est mort depuis quelques années et maintenant il renaît, l'énergie y circule. Je constate que je déteste mon corps, sauf quelques parties, et que cette douleur est profonde. Maintenant elle remonte à la surface et cela me libère. Elle est issue des profondeurs de mes tripes et, pareille à une vague, elle fait monter des larmes dans mes yeux. Je n'ai plus honte de cette douleur et je la laisse aller et venir. Je sais qu'il y a toujours la mort pour me libérer si je ne parviens plus à poursuivre l'évolution de la spirale. Je suis partie de très loin et je veux maintenant réunifier les différentes parties de mon corps pour en faire un tout indissociable. Je comprends maintenant pourquoi j'avais si mal lorsqu'on me touchait le ventre : mon corps n'était que douleur.

Je voulais être aimée pour ce que j'étais : une personne au corps handicapé mais en recherche continuelle de bien-être. J'avais besoin d'être acceptée telle que j'étais, sans jugement ni évaluation. J'avais besoin qu'on me soutienne. Je ne voulais plus connaître les diagnostics des grands maîtres. Je ne voulais plus entendre leur étonnement devant ce qu'ils voyaient. Je ne voulais plus donner de pouvoir à leurs paroles.

Je voulais faire confiance à ce que je sentais, au bien-être que j'avais ressenti jusqu'ici malgré la douleur physique, malgré la douleur émotive, malgré la rage et la dureté de la cuirasse, malgré tout cela. Ce bien-être, j'y croyais. Ce n'était pas une illusion. Le fait que je me l'administrais par doses quotidiennes était bel et bien une réalité et je savais dans le plus profond de mon cœur qu'il me fallait suivre le chemin des sensations d'énergie, d'ouverture, d'allongement, d'élargissement et d'amplitude de ma cage thoracique. J'aspirais à retrouver ces sensations, à les entretenir et à les conserver. Croire en toute confiance qu'elles ne pouvaient m'apporter que du bien-être. Faire confiance au processus de vie en moi. C'est cette voie qui m'apparaissait comme tout indiquée, et aucune autre. Mon corps avait été empoisonné par l'arthrite et il y aurait toujours quelqu'un pour le voir avec des yeux d'expert. Cependant, je choisissais de ne plus me concentrer sur cette maladie mais plutôt sur le processus inverse ; sur la vitalité que j'avais ressentie la première fois que j'avais amorcé des mouvements sur une balle dans mon grenier. J'étais seule à connaître les obstacles du chemin que j'avais parcouru. En somme, les paroles du maître japonais avaient provoqué une prise de conscience nécessaire et, d'une certaine façon, je lui en étais reconnaissante. Je venais de faire un pas de plus en direction de l'amour et de l'acceptation de Marie Lise.

À mon retour de Bretagne, l'idée de la mort ne m'habitait plus. Mon cœur, mon corps et même ma tête étaient dans une forme resplendissante.

CHAPITRE V

La décision

Le besoin de travailler se faisait de plus en plus pressant.
Je recevais beaucoup et j'avais envie de donner en retour.
Mon métier de thérapeute me manquait. Voilà que le goût de
participer au bien-être des autres se faisait de nouveau sentir
clairement. Tout cela était certainement un signe de guérison.

Dans un café, j'avais rencontré Anne, une orthophoniste spécialisée en bégaiement et en troubles de la voix. Elle était Française et avait un cabinet dans la banlieue parisienne. Intéressée par ma recherche et par mon travail auprès de Thérèse, elle m'a offert un poste dans son cabinet. J'étais enchantée de cette occasion et, en même temps, cela m'obligeait faire un choix : allais-je ou non revenir au Québec. Françoise Mézières n'avait pas de place pour moi dans son stage. Dans une lettre, elle m'apprenait que je pourrais participer à son prochain séminaire, en juillet, en tant qu'auditrice libre. Pourrais-je attendre juillet ? J'avais tout juste assez d'argent pour me rendre au mois de mars. Rester ? Partir ? Anne me donnait la possibilité de faire de l'antigymnastique avec des gens qui bégayaient et de poursuivre mon travail avec Thérèse. Je décidai de lui rendre visite. Tout était parfait, sauf le trajet d'une heure en métro. De plus, la banlieue parisienne me déprimait.

Partir ? Rester ? Les deux options étaient possibles. Qu'est-ce que je voulais vraiment ? J'ai pris la décision provisoire de rester, pour me rendre compte, deux jours plus tard, que mon cœur était au Québec. J'avais beaucoup à transmettre aux gens de mon pays. Je savais que plusieurs de mes amis attendaient mon retour pour travailler avec moi. J'ai finalement décidé de partir à la mi-mars. Je me sentais bien préparée et capable de transmettre mes connaissances. Je commençais à mesurer l'importance de ce que j'avais appris, à délimiter les étapes de mon expérience et à pouvoir en faire une synthèse. J'avais beaucoup observé Thérèse, elle autant que ses élèves.

Pour préparer mon retour, je repris des cours de débutants avec le consentement de Thérèse. Je voulais voir comment elle introduisait les concepts de base du méziérisme, qui formaient la base anatomique de son travail en antigymnastique à ce moment-là. J'avais vécu et revécu les mouvements, et chaque fois, j'observais des changements dans mon apprentissage. Certaines sensations étaient semblables mais il se présentait toujours quelque chose de nouveau, soit dans la réponse de mon corps au mouvement, soit dans l'image que je m'en faisais. Pour moi, une séance avec Thérèse était un voyage intérieur dans mon corps et dans mon être. Souvent je terminais la classe avec une impression étrange, celle d'avoir visité des recoins encore inconnus de moi. Il y avait des zones éclairées et des zones sombres, il y avait des murs lisses et de grandes ouvertures. Cette sensation de voyage, je l'ai aussi retrouvée dans le rolfing et le rebirth. Mais c'est véritablement dans l'antigymnastique que je l'ai découverte. Évidemment, la notion de temps perdait son sens. Il n'y avait plus de temps. Paris n'existait plus, ni ma voisine de cours. Il ne restait que la voix de Thérèse qui m'entraînait dans la recherche et la découverte du mouvement en moi.

Je comprenais le travail musculaire sous-jacent à chaque mouvement. J'avais saisi depuis longtemps que les notions que j'avais reçues n'étaient pas seulement une technique mais un art. Il me fallait être une artiste et non une technicienne. Et telle une artiste, il me fallait d'abord maîtriser une technique avant de l'oublier afin de pouvoir créer.

Une question me préoccupait : avais-je encore beaucoup d'autres mouvements à découvrir ? Un matin, je réussis à poser cette question à Thérèse, qui était ce jour-là d'une humeur massacrante. Elle me répondit très sèchement : « Mais les préalables (mot qu'elle utilisait pour décrire les mouvements) n'ont pas de fin. »

Oh là là ! J'aurais préféré une autre réponse. Elle me replongeait dans mon insécurité et remettait en question ma décision de quitter Paris. Je commençais à saisir que j'aurais pu rester toute ma vie chez elle. J'étais sans le sou, je voulais revenir chez moi et transmettre ce que j'avais appris. Mais avais-je raison de partir alors que j'avais encore tant de choses à apprendre ? A-t-on jamais fini d'apprendre ? Je regardais les gens qui composaient son équipe ; ils recevaient un cours chaque semaine et poursuivaient sans relâche leur apprentissage tout en enseignant. C'était l'idéal. Moi je serais sans supervision à Montréal ; je serais seule jusqu'au moment où quelqu'un d'autre voudrait suivre mon chemin. Le besoin de travailler se faisait de plus en plus pressant. Je recevais beaucoup et j'avais envie de donner en retour. Mon métier de thérapeute me manquait. Voilà que le goût de participer au bien-être des autres se faisait de nouveau sentir clairement. Tout cela était certainement un signe de guérison.

Je me souvenais du temps où, tellement mal dans mon corps et dans ma peau, je ne voulais plus travailler avec les autres, persuadée qu'il me fallait me guérir avant de pouvoir les aider. À présent, je me sentais prête à soutenir d'autres personnes dans ces retrouvailles avec elles-mêmes. Car je m'étais retrouvée et je continuais de le faire chaque jour. Je parlai de tout cela à Thérèse. Elle me dit :

— Marie Lise, tu possèdes la plus grande qualité qu'il nous faut avoir pour travailler avec les gens : la chaleur humaine. Cela se voit dans ton écriture.

Et elle me montra une note que je lui avais écrite. Elle en compara l'écriture avec celle d'une autre personne qui travaillait chez elle.

— Regarde la différence.

Je ne voyais pas grand-chose, j'étais plutôt étonnée. Alors elle ajouta :

— Tu peux faire fondre une pierre avec ton cœur. C'est ça qui est important.

J'étais évidemment très émue. Je ne me rendais pas compte à quel point j'étais chaleureuse. C'était pourtant cette même chaleur et cette même compassion que je voyais dans les yeux de Thérèse et qui me faisaient tellement de bien, comme un baume sur une plaie.

Plus mon départ approchait, plus je me rendais fréquemment Au jardin. J'avais besoin de me rapprocher, d'être là. J'étais un peu la « bonne à tout faire » et j'aimais ce rôle qu'on me faisait tenir. J'achetais les croissants, j'arrosais les plantes, je préparais les tisanes et cela m'amusait, car je ne voulais rien manquer. J'aimais beaucoup l'équipe de travail de Thérèse qui était composée de Sylvie, Françoise, Dominique, Patrick, Ishimo et Christine. Les lundis après-midi, je participais à la formation de Patrick. Nous étions ses cobayes, il s'exerçait à nous donner un cours. J'observais ses erreurs et ses oublis. J'entendais la gêne dans sa voix et la difficulté qu'il avait à décrire le « préalable » de façon que les gens puissent l'exécuter correctement. Je voyais Thérèse le corriger. J'apprenais beaucoup de ces exercices de formation. Je trouvais Patrick courageux et très créatif dans son travail. C'était le temps ou jamais de poser des questions et je les posais. Thérèse me reprochait de ne parler que du corps.

— Le corps, le corps... mais il y a aussi l'esprit, Marie Lise. Il y a l'esprit !

Il est vrai qu'à l'époque je n'avais que le corps en tête, que mon corps. J'écoutais ses reproches et je ne savais que répondre. Il me manquait un lien. Après le déjeuner-causerie du mercredi après-midi, nous descendions dans la pièce de travail où Thérèse nous donnait un cours expérimental pendant lequel elle nous enseignait de nouveaux mouvements que nous devions exécuter avec un partenaire. Ce qui nous amenait à entrer en contact avec l'autre, à développer nos sens : le toucher et la vue.

Pour moi, ces cours étaient des bijoux et m'amenaient à voir toute la créativité que ce travail requiert. Dominique, Patrick et moi étions les plus jeunes de l'équipe, et Thérèse nous poussait gentiment à chercher, à découvrir, à créer. C'est ainsi que, tous les trois, nous nous retrouvâmes un samedi matin à écouter une conférence d'un disciple de Reich, Frederico Navarro.

Depuis longtemps Thérèse nous parlait de Navarro et de la végétothérapie, approche concernant le système neuro-végétatif. J'avais lu Reich pendant mes études et cela ne me disait pas grand-chose, car à l'époque, je n'avais pas pris conscience de mon corps, il n'existait pas ou très peu.

Ce samedi matin du mois de février, c'était différent. Navarro nous parlait des cuirasses, nous les décrivait et expliquait au fur et à mesure les émotions qui sont associées à chacune. J'étais fascinée, car je trouvais une explication à ce que j'avais vécu. Je n'avais jamais fait de végétothérapie, mais j'avais beaucoup « travaillé » et libéré mon corps avec l'antigymnastique et grâce à la thérapie de Mézières. La contraction et l'expansion des cuirasses, le mouvement d'énergie et l'expression affective, les symptômes qui peuvent ressurgir avant leur ouverture définitive, tout ce que le conférencier disait avait un sens pour moi parce que je l'avais vécu dans mon corps. Tous ses mots avaient une résonance intérieure. En revanche, ce qu'il m'était difficile d'accepter, c'était et c'est encore le postulat reichien qui veut qu'il n'y ait pas une circulation libre de l'énergie d'orgone (énergie de vie) tant que toutes les cuirasses n'ont pas cédé. L'idée qui me venait en écoutant Navarro était qu'on peut faire de la végétothérapie toute sa vie sans parvenir réellement à faire céder toutes les cuirasses. Cette impression d'un traitement interminable et qui n'en finit jamais ne me plaisait pas.

J'avais cependant aimé l'exposé sur les cuirasses musculaires ; cela me faisait mieux comprendre les réactions que les mouvements pouvaient soulever et l'importance de l'expression affective, de l'expression des émotions lors des séances de travail corporel.

Comme la date de mon départ approchait, Thérèse et moi avions décidé de passer quelques heures en tête à tête avant mon départ. J'étais très contente, car je l'aurais pour moi seule pendant ces trop courts instants. Elle me manquait, même si je la voyais souvent et si je réussissais à discuter avec elle. Plus l'année avançait, plus ses heures de travail s'allongeaient. Elle recevait une multitude de lettres qu'il m'arrivait d'aider à trier. Le nom de Thérèse Bertherat était de plus en plus connu et je voyais que cela commençait à lui peser. À moi aussi. Elle était moins accessible et cela me frustrait parfois et me révoltait. Pourtant, j'avais moi-même participé à cette popularité qui me privait maintenant de sa présence. Après avoir lu son livre, je m'étais déplacée pour travailler avec elle. Je me trouvais très chanceuse d'avoir été accueillie comme je l'avais été, mais je n'avais pas eu Thérèse pour moi comme je l'aurais aimé. J'avais cependant beaucoup reçu et j'en avais bien profité. Le lieu, l'emplacement, Evelyn, Ishimo, l'équipe, les cours, Mme Rex, les séances indi-viduelles, Françoise Mézières et Thérèse, pour tout cela, je lui étais reconnaissante.

Elle m'a reçue chez elle pour notre dernière entrevue. Je m'étais faite belle, car j'avais supposé que nous irions au res-taurant. Mais elle préféra me recevoir à sa table. Notre entre-tien eut lieu dans sa chambre, au milieu de ses chats. J'étais surprise de la modestie et de la simplicité de la pièce, j'avais l'im-pression de pénétrer dans la chambre d'un moine ou d'un ascète. Du coup, mes préparatifs en vue de cette rencontre m'apparu-rent futiles. Elle semblait fatiguée et attentive, contente de me parler. Tout de suite elle me dit :

— Je sais que je n'ai pas répondu à tes besoins. Qu'est-ce que tu attendais vraiment de moi ?

Je lui dis que j'avais maintenant accepté la réalité de sa célé-brité, mais que j'en avais souvent conçu de la frustration. Puis je lui demandai si elle me sentait prête à transmettre son enseigne-ment. Elle me répondit par une question :

— Est-ce que toi, tu te sens prête ?

— Oui, je suis prête. J'ai vécu si profondément les mouve-ments, je suis certaine d'en avoir acquis une certaine maîtrise.

Alors elle m'exprima combien elle avait confiance en moi. J'étais enfin rassurée. Elle continua :

— Tu sais, Marie Lise, ce travail n'est pas facile. Cela sem-ble tout simple de l'extérieur mais ce n'est pas facile et c'est souvent exténuant. On se sent souvent seule, très seule.

Je lui répondis spontanément :

— Je me sens déjà seule à vivre cette autoguérison.

Mais je ne voulais pas croire que je me sentirais seule en faisant ce travail. Je voulais qu'elle sache que, en vivant quoti-diennement avec elle, j'avais réussi à la démythifier. Eh oui, par la force des choses, j'avais réussi, ce qui ne serait peut-être pas arrivé si je l'avais vue seulement en thérapie individuelle. Nous avons terminé notre entretien en parlant de la possibilité pour moi de correspondre avec l'équipe du centre pour bénéficier d'un suivi et d'une supervision du travail que je ferais à Montréal et à Québec. Puis on nous appela pour nous mettre à table et je fis la connaissance de ses deux enfants. Je me sentais en famille et nous avons parlé du Québec et plaisanté sur mon accent.

Deux jours plus tard, je m'envolais vers le Québec.

CHAPITRE VI

Le retour au Québec

*Tout comme mes amis, j'observais cette autre Marie Lise
qui était revenue de Paris. Je comprenais pourquoi il est plus
facile de se transformer à l'extérieur de son environnement
habituel et j'observais à quel point les personnes que nous
fréquentons ont une influence sur notre comportement.*

De retour au pays, je décidai de m'installer à Montréal.
Je louai rapidement un appartement suffisamment grand
pour y recevoir des groupes de travail. Je donnais aussi deux
cours à Québec. J'étais émerveillée de voir combien les Québécois étaient différents des Français que j'avais côtoyés chez
Thérèse. Les questions fusaient, tous semblaient prêts à maîtriser les mouvements que je leur apprenais. Et, chose surpre-
nante, ils continuaient leur travail chez eux, par eux-mêmes.
Ils osaient parler après les cours, ils aimaient préciser ce que
les mouvements avaient éveillé en eux. Leurs réactions si différentes de celles que j'avais connues me révélaient les diffé-
rences culturelles de deux peuples. Je m'activais et découvrais
le côté magnifique et enrichissant de mon travail, appréciant
chaque jour davantage les bienfaits de l'antigymnastique. Quelquefois, après le cours, les seuls mots que j'entendais étaient :
« C'est tellement puissant ! » ou « Le corps est tellement malléable ! » J'adorais guider les gens, non seulement dans cette

rencontre avec leur corps, mais dans ce voyage à l'intérieur d'eux-mêmes. J'expérimentais ce dont Thérèse m'avait parlé : en donnant un cours, on revit les mouvements intérieurement. Tous les mouvements que je transmettais sans les exécuter, je les vivais dans mon corps. Il m'arrivait souvent d'avoir une épaule plus basse que l'autre après avoir guidé un mouvement sur les épaules, ou de sentir l'énergie circuler dans tout mon corps comme mes élèves la sentaient dans le leur.

J'étais partie pour Paris incapable de fonctionner et je revenais un an plus tard en pleine possession de mes moyens. Où en était la maladie ? Où en étais-je face à la maladie ? Je ne savais pas comment me situer par rapport à mon arthrite. Je sentais qu'elle avait déserté mon corps petit à petit et que mon bien-être physique prévalait encore sur mon bien-être mental. À Paris, mon processus d'apprentissage m'avait libérée d'une partie de ma douleur émotionnelle. J'avais observé des changements dans ma façon de mener ma vie et dans mon attitude envers les autres. J'étais plus accessible. J'avais aussi réussi à intégrer la discipline dans ma vie, ce qui m'aidait dans mon cheminement vers la guérison. Revenue au Québec, je conservai mes habitudes de mener une vie saine, ce qui m'éloigna de mes amis qui, eux, continuaient d'agir comme ils l'avaient toujours fait. Je me sentais différente et j'avais peur qu'on me juge comme une « bonne petite fille sage » parce que je ne fumais pas, ou parce que je choisissais de ne pas sortir. Tout comme mes amis, j'observais cette autre Marie Lise qui était revenue de Paris. Je comprenais pourquoi il est plus facile de se transformer à l'extérieur de son environnement habituel et j'observais à quel point les personnes que nous fréquentons ont une influence sur notre comportement.

Je possédais une clientèle assurée à Québec, mais je choisis néanmoins de m'installer à Montréal, afin d'éviter la confrontation avec mes vieux amis. À Montréal, que j'avais quitté après mes études universitaires, je n'avais plus d'amis et c'était bien. Je n'y avais pas de clients non plus, mais cela ne me faisait pas peur. Ce serait plus facile d'intégrer la nouvelle Marie Lise et je risquais moins de rencontrer des gens qui déploreraient la disparition de l'ancienne.

Un mois après mon retour je commençai à prendre conscience du cercle vicieux dans lequel je m'installais, et j'y observai le modèle répétitif suivant :

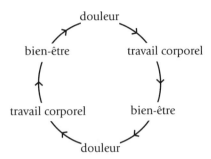

Je m'éveillais toujours dans la douleur, triste ou en colère, broyant du noir, encore sous les effets de rêves souvent lourds. Je me levais et allais alors faire des mouvements avec mes balles sur le tapis du salon. Je travaillais une heure avant le petit-déjeuner et je sentais, mais sans pouvoir les nommer, les pensées néfastes se libérer et se dégager de toute ma personne. Je retrouvais enfin mon harmonie physique, émotive et mentale. J'étais de nouveau heureuse de vivre, voyant la vie d'une façon positive et contente d'entreprendre la journée. Extraordinaire !

Mais je voulais plus. Je sentais que j'étais bloquée quelque part. J'étais dépendante des balles. C'était sans doute préférable aux pilules, mais je voulais autre chose ! Je ne voulais plus dépendre de rien. Après avoir observé ce phénomène pendant plus d'un mois, je commençai à comprendre, intuitivement, la relation qui existe entre le corps et le mental. « L'esprit », comme disait Thérèse. Eh oui ! Il y avait aussi l'esprit ! Je l'avais lu, je savais dans ma tête qu'il devait exister un lien entre les deux, j'en avais discuté rationnellement mais voilà que j'en faisais l'expérience. Ce lien avait toujours existé, mais j'en devenais consciente plus que jamais. C'est alors que je mis la main sur le livre *La puissance de votre subconscient* de Joseph Murphy[2]. Selon l'auteur, je pouvais créer ma propre réalité. J'étais tout simplement effrayée par ce que j'y lisais. Comment ? Il était donc possible de changer ma réalité en changeant mes pensées ? Mais quelles pensées ?

On me disait de les observer. J'avais peur. Peur du monde de mes pensées. J'ouvrais la porte et un monstre en sortait.

J'aimais mieux retourner à mon corps où j'étais plus en sécurité, j'en connaissais les coins et recoins, et j'étais habituée à les dépoussiérer et à les nettoyer.

CHAPITRE VII

La découverte
de mon arthrite mentale

De cette mémoire corporelle avait émergé ce que j'appelle
les croyances. Je pris conscience de mon arthrite mentale
et de la manière dont j'étais parvenue à me juger.
La haine et le ressentiment avaient masqué l'amour
que j'éprouvais envers les autres et envers moi-même.

Depuis quelque temps j'économisais de l'argent pour suivre un traitement de rolfing. Je savais qu'il existait un rolfeur à Montréal et je me préparais à entreprendre enfin un travail corporel qui irait dans les profondeurs de mon être. Je lus les écrits d'Ida Rolf[3]. Sa méthode, à l'opposé de celle de Françoise Mézières, fait un rapport entre le psychisme et le corps. Je prenais conscience de la « psychanalyse corporelle » que je venais de vivre ; j'avais laissé mon corps s'exprimer par son langage musculaire et son expression affective. Je notais encore toutes mes réflexions, je continuais la rédaction de mon journal, seul dépositaire de ma « psychanalyse ». Je poursuivais mes recherches. C'est dans ce but que je me rendis un jour à une séance d'information sur le rebirth, la thérapie par la respiration.

La philosophie autour du rebirth ne m'intéressait pas. Seuls comptaient pour moi l'outil et les résultats que cette technique pouvait apporter. On y parlait de respiration reliée, de libération du souffle, d'énergie bloquée, d'arthrite, de relation entre les pensées, les émotions, la respiration et les manifestations physiques. La respiration reliée nous permet d'être témoin de nos pensées intérieures profondes, de nos lois personnelles, des conclusions que nous tirons dès notre arrivée dans le monde, de l'influence de notre naissance sur la façon dont nous menons notre vie. La respiration ne me faisait pas peur et la circulation d'énergie encore moins. En revanche, l'idée d'aller plus loin que le corps-émotion, l'idée de prendre conscience de mes pensées grâce à la respiration m'inquiétais tout de même un peu. Mais j'étais prête à en faire l'expérience.

Les sessions de rebirth ont été pour moi un voyage extraordinaire dans le monde des pensées et des images mentales qui avaient composé ma réalité jusqu'alors. Je respirais, et ma respiration faisait resurgir des souvenirs profonds. Tout se déroulait comme si j'avais un écran devant moi. Je revoyais distinctement la scène, les couleurs, les personnages. Souvent ces souvenirs suscitaient en moi des émotions et je cessais alors de respirer; j'étais paralysée devant la clarté et l'intensité de l'émotion qui les accompagnaient. J'entendais la voix de mon thérapeute du rebirthing* qui me disait : « Respire », « Essaie de ne pas bloquer ta respiration », « Maintiens ton rythme sans le briser ». Dès que j'obtempérais, l'émotion circulait, les images se déroulaient et mon bien-être revenait. Quelquefois, j'étais soumise à des accès de rage. Je ne pouvais pas lâcher prise et c'était douloureux. Je sentais combien la douleur était associée à la résistance et le plaisir à l'abandon, combien l'émotion était une énergie en mouvement, telle une vague qui monte et descend. Ô combien était puissant le réflexe de bloquer ma respiration devant une émotion, un souvenir, une pensée négative !

J'avais lu Alexander Lowen qui parlait de résistance-douleur, d'abandon-plaisir. Jamais je n'avais autant expérimenté ce phénomène que lorsque je respirais. Je découvrais aussi l'acceptation, l'étape entre la résistance et l'abandon. Respirer et « rencontrer »,

---

* Le rebirthing est une thérapie par la respiration continue créée par Léonard Horr.

c'est-à-dire aller à la rencontre de ma rage, du sentiment d'être abandonnée ou de l'immense désespoir, accepter et laisser aller, laisser circuler. C'était tout un apprentissage, car il n'était pas facile d'être dans un état où je devais à la fois lâcher prise et continuer à respirer. Lâcher prise consistait à admettre ce que j'étais et ce que je vivais dans le moment présent. Les réflexes de s'enfuir, de nier, de se battre ou de se débattre sont souvent incontrôlables lorsque l'on est dans un état mental, émotif ou physique douloureux. Ces réflexes soulèvent plus de douleur que de libération, même si l'illusion de se libérer est bel et bien là. J'avais déjà vécu tout cela avec Thérèse lorsqu'elle me disait d'apprivoiser ma douleur, de cesser de lui résister. Je retrouvais les mêmes effets dans le rebirth. Résister à un état émotif, à un état maladif, à un état mental contracté, c'est malheureusement le retenir…

Il m'arrivait aussi de ne pas savoir comment ne pas résister ou comment lâcher prise. J'avais envie de crier à mon thérapeute : « Oui ! Mais comment ? » Encore là, j'étais trop cérébrale et, évidemment, ça ne fonctionnait pas. Je résistais, j'attendais et, sans pouvoir l'expliquer ou sans comprendre comment, je n'étais plus inactive, je n'étais plus au même endroit, je n'avais plus mal, l'énergie circulait. J'avais l'impression qu'il me fallait vraiment retenir pour pouvoir lâcher définitivement. Ce processus de libération était tellement puissant que souvent, entre deux séances, je ne me reconnaissais plus. Je n'étais pas effrayée, je l'avais déjà expérimenté lorsque la douleur m'avait quittée : « Moi, sans douleur… » Dans le rebirth, c'était : « Moi, sans la lourdeur mentale et émotive » qui avait si bien rempli ma vie jusqu'à maintenant. J'étais amusée de constater qu'elle pouvait disparaître tout comme la douleur physique avait presque disparu. J'étais un peu moins amusée de voir combien je tenais à cette lourdeur mentale et émotive que j'avais appelée mon arthrite mentale. Le rebirth me faisait entrevoir le cercle vicieux dont j'étais encore souvent prisonnière. Je sentais que je le brisais et qu'en fait, je n'avais jamais osé regarder mes schémas de pensée, mes croyances profondes, mon émotivité, tout ce qui m'amenait à avoir mal physiquement. Mon arthrite n'était pas seulement physique, elle était mentale. Elle était causée par les pensées que j'entretenais autant que par les états émotifs que je cultivais. Je me rendais compte que la douleur disparaîtrait si je parvenais, après avoir libéré mon corps, à libérer mon esprit. La respiration m'incitait au détachement; j'étais le témoin de mes pensées ou de mes images intérieures. J'étais surprise d'apercevoir un peu de ce que contenait mon inconscient. Ma mère me confirmait que les souvenirs qui surgissaient étaient authentiques. Ils n'apparaissaient pas dans un ordre chronologique, j'avais trois ans puis je pouvais en avoir vingt et un. Certaines images d'autodestruction m'avaient hantée lorsque j'avais vingt ans. Je reconnaissais l'enfer mental et émotif par lequel j'étais passée lors de l'apparition de ma deuxième crise d'arthrite. Je comprenais pourquoi j'avais été envahie par l'arthrite, et pourquoi mon corps s'était mis à réagir. Il n'avait pas pu supporter les messages contradictoires que mon esprit lui envoyait.

Mes séances de rebirth me permirent d'entrevoir de quelle manière mes pensées influaient sur mon corps. J'expérimentais encore davantage, par le biais de la respiration, la relation corps/esprit. Après avoir fait l'expérience de tout ce magma émotif et mental, je retrouvais mon être et l'amour profond que je lui portais. Je revivais cette expérience d'amour intime avec moi. Cet amour de moi-même, je l'avais aussi expérimenté dans ma recherche corporelle. Je savais que personne ne pouvait ni me le donner ni me l'enseigner. C'est dans la solitude que j'allais le découvrir, le vivre et en faire l'expérience. Lors de ma quinzième séance de rebirth, j'ai revécu ma naissance, et j'ai respiré comme si c'était la première fois. Mon thérapeute, pendant toutes ces séances, était là, sans être vraiment là, c'est-à-dire qu'il me laissait libre; il me laissait me débattre ou m'abandonner. Il n'intervenait que rarement, pour me dire de respirer ou de lâcher prise. Lorsque je voulais qu'il me touche la main ou la tête, je le lui demandais et il s'exécutait. Je sentais sa présence et cela était suffisant. Il me laissait me mettre en colère, baver, baigner dans mes larmes, rarement il me tendait un mouchoir, ce qui aurait pu, comme je l'ai souvent remarqué, bloquer net certaines émotions.

L'antigymnastique m'avait apporté une perception musculaire de mon corps, ce que j'appelle l'intelligence musculaire, et avait su réveiller cette mémoire de mes muscles. Le rebirth, par le biais de la respiration, m'apportait une perception, une intelligence et une mémoire cellulaire. Cette fois, j'avais libéré non pas seulement mes muscles mais toutes les cellules de mon corps. J'avais l'impression de redonner à mes sens leur fonction propre : je goûtais mieux, j'entendais mieux. Les mémoires musculaire et cellulaire ne faisaient-elles pas partie de la mémoire corporelle ? La respiration ne m'avait-elle pas aidée à l'expérimenter encore plus profondément ? De cette mémoire corporelle avait émergé ce que j'appelle les croyances. Je pris conscience de mon arthrite mentale et de la manière dont j'étais parvenue à me juger. La haine et le ressentiment avaient masqué l'amour que j'éprouvais envers les autres et envers moi-même.

Le rebirth m'a donné une vision élargie pour poursuivre mon chemin vers la guérison. Il me restait à intégrer cette nouvelle découverte.

CHAPITRE VIII

La transformation
de l'image corporelle

*Je me détachais de mon apparence pour écouter ma beauté
intérieure. Je savais intuitivement que cette enveloppe qui
correspondait à la forme extérieure de mon corps viendrait se
modeler sur ce que je sentais vivre à l'intérieur. Je lâchais
prise et démontais l'image sociale de mon corps, c'est-à-dire
cette image du corps qui correspond à la norme et aux modes.*

J'émergeai du rebirth avec la conscience que certaines pensées quotidiennes me maintenaient dans un état émotif et physique stagnant. J'étais devenue consciente du rapport énergétique entre mes pensées, mes émotions et leurs manifestations physiques. Je ne le vivais pas intellectuellement mais bel et bien dans ma chair. Ma « psychanalyse corporelle », jusqu'à ce jour, m'avait amenée à voir la relation corps — émotions — expérience de l'être. Le rebirth, par la respiration reliée, m'avait permis de saisir les liens qui existent entre les notions suivantes : corps — émotions — pensées — expérience de l'être.

Après quinze séances de rebirth, j'étais capable de percevoir mes tensions émotives. Mon corps ne pouvait pas me mentir, il était le baromètre de ma température psychique. J'apportais une dimension de plus au travail corporel quotidien. Non seulement je pouvais découvrir en moi l'émotion, l'énergie en mouvement, mais aussi les pensées et les images qui s'y associent. Que ce soit bien clair cependant, il n'y a pas de recette miracle ; aucun mouvement, aussi précis soit-il, ne saurait accomplir à lui seul tout le travail. Le mouvement est associé à un rythme respiratoire et à une vague d'énergie qui peuvent quelquefois contenir de la tristesse, de la colère ou de la joie qui sont accompagnées d'images et de pensées se succédant souvent à un rythme très rapide.

Les séances de rebirth terminées, je rencontrai un Américain, Jim Lewis, le seul rolfeur alors à Montréal. Il était intéressé par mon travail sur l'antigymnastique et moi, par le sien. Nos rencontres furent très enrichissantes, même si au départ je me sentais limitée par le fait que je devais lui parler en anglais.

Le corps de Jim était rigide, endurci par l'effort musculaire qu'exigeait sa profession. Jim vivait les mouvements en même temps qu'il les étudiait. Il les décortiquait, suivait tel muscle ou telle interaction musculaire. Je me disais : « Dommage qu'il cherche à comprendre le fonctionnement au lieu de se laisser aller à apprécier les bienfaits. » Mais je voyais bien qu'il essayait de soulager ses propres douleurs. Pour lui, la technique de l'antigymnastique devait avoir une efficacité immédiate ; mais ce n'était pas dans ce but que je l'enseignais. Soulager pour soulager ne m'intéressait pas. Je voulais que la personne fasse l'expérience de son corps, de sa douleur ou de son bien-être. Le mouvement est une rencontre, une recherche, pas un remède ni une pilule.

J'expérimentais avec Jim ce qui devint par la suite mon travail en séances individuelles, réelle psychanalyse corporelle. Jim s'allongeait sur le sol. Je m'assoyais hors de son champ de vision, car je voulais qu'il soit seul pour cette rencontre avec son corps et qu'aucune aide extérieure n'intervienne. J'étais moi-même très passive, me contentant de le laisser chercher. Ce travail solitaire lui permettrait sans doute d'aller encore plus en profondeur, j'en étais persuadée sans pouvoir dire pourquoi.

À mon tour, je me suis présentée à une séance de rolfing. J'attendais ce jour depuis presque un an. Je savais, pour en avoir déjà fait l'expérience, que les mains de Jim pénétreraient au plus profond de ma structure musculaire, et qu'il atteindrait ainsi mon être le plus intime. J'étais surprise de voir comment il travaillait. J'avais l'impression qu'il me sculptait, qu'il amenait mon corps à sa forme optimale. Déjà, je préférais aux séances de mézières ces séances de rolfing qui ne me demandaient aucun effort. Jim travaillait avec ses coudes, ses jointures et l'extrémité de ses doigts. Je me laissais faire, contente de pouvoir me laisser modeler ainsi, même si c'était parfois très douloureux.

Il traita ma jambe droite, qui était vraiment tordue. Tout le temps qu'il la sculptait, je me sentais triste. Je me revoyais à l'âge de huit ans, lorsque mon père faisait une photo de sa « belle » fille. Plus se précisaient cette image et l'émotion qu'elle suscitait, plus je résistais au travail de Jim. Lorsque j'en pris conscience, ma résistance tomba et j'entendis soudain la voix de mon père qui me disait combien ma jambe était tordue. Presque au même moment, Jim termina son travail. J'étais très surprise. Ma tristesse avait disparu, j'étais même fascinée par ce souvenir. Chaque fois que Jim revenait à ma jambe droite réapparaissait le visage de mon père et je redevenais triste ou en colère. Je ne comprenais pas le lien qu'il semblait y avoir entre ma jambe droite et l'image de mon père, mais je n'avais pas envie d'en faire l'analyse. Je me contentais de constater que le travail sur ma jambe droite ramenait le souvenir de mon père. Lorsque Jim traitait d'autres parties de mon corps, tout comme avec Thérèse et en rebirth, je passais à d'autres sensations, à d'autres images. Cela faisait mal ; alors au lieu de me crisper, je lâchais prise pour permettre à Jim de terminer son travail.

Après avoir vécu une séance de rebirth, il m'était arrivé de ne plus me reconnaître tellement j'étais dégagée. La même chose se produisait après le rolfing. Je sortais de chez Jim et je me rendais à pied jusque chez moi. J'avais l'impression de marcher pour la première fois. Ce n'étaient plus les mêmes jambes, et combien j'aimais ces nouvelles jambes, élastiques et souples ! Mon bassin était différent, mon dos, mes pieds, mes épaules. Je me tenais droite, sans effort. Je retrouvais l'envie de courir et de faire des pirouettes comme lorsque j'étais enfant. Je retrouvais de l'énergie et une joie de vivre extraordinaires. Je vivais même les mouvements d'antigymnastique différemment, ne rencontrant plus les résistances sur lesquelles j'avais buté. Je pouvais aller plus loin et je sentais plus profondément mes muscles. Je vivais en trois dimensions.

J'avais l'impression que Jim avait détaché chacun de mes muscles pour leur redonner leur tonus propre, ce qui me laissait beaucoup d'espace à l'intérieur. Peut-on haïr son corps lorsque la sensation qu'il vous renvoie est si agréable ? Ouverture, élasticité, souplesse, circulation d'énergie, je me détachais de mon apparence pour écouter ma beauté intérieure. Je savais intuitivement que cette enveloppe qui correspondait à la forme extérieure de mon corps viendrait se modeler sur ce que je sentais vivre à l'intérieur. Je lâchais prise et démontais l'image sociale de mon corps, c'est-à-dire cette image du corps qui correspond à la norme et aux modes.

Devant un miroir, je m'attardais à regarder ce que je ressentais devant mon image et ne m'occupais plus de ce que je voyais. Pourtant, je ne niais pas ce que je voyais, sachant que mon corps était en transformation et que ce que j'apercevais se transformerait de manière à épouser ma forme intérieure. Je m'exerçais à regarder mon corps sans le juger ou le comparer, sans aucune complaisance, le considérant comme une matière malléable qui avait une histoire et une évolution à exprimer. Puisque mon corps portait les traces de mon cheminement vers la guérison, il savait aussi garder les traces de ma renaissance. Le miroir me renvoyait l'image d'une femme passant d'un état à un autre vers une forme que je sentais prendre place intérieurement et d'où surgissaient des pensées et des images dont je désirais me nourrir. Le rebirth m'avait renvoyé toutes les images d'autodestruction que j'avais entretenues en moi, images qui m'avaient poursuivie avant et après l'apparition de l'arthrite. J'avais voulu arracher de mon corps les membres qui me faisaient mal. Les sensations que la maladie m'avait renvoyées devenaient des éléments de l'image que j'avais de moi-même et, de la même façon, les sensations que me procurait ma démarche vers la guérison annonçaient une transformation profonde. Mon corps était plein de bien-être après une séance d'antigymnastique, plein d'énergie après un rebirth ou encore grandi, ouvert et fluide après un rolfing. Je me voyais saine, souple, belle, ouverte. Je me moquais de voir que l'image dans le miroir ne correspondait pas à celle que j'avais intérieurement. Je savais que ces deux images s'harmoniseraient un jour. Mon corps ne me mentait pas, il me faisait savoir que tout ce que je vivais était bon pour lui, donc pour moi. C'est cette intelligence du corps qui me guidait et mon intuition me disait que j'avais bien des raisons de lui faire confiance.

CHAPITRE IX

Le chemin des croyances

Aucun de mes patients n'était aussi menacé
que je l'avais été. Sous leur désir très manifeste
de se transformer perçait la peur du changement.

J'avais découvert mon univers psychique. Je savais par expérience que les mots composant une phrase et traduisant une pensée sont liés de très près à une émotion vécue. À travers le rebirth, j'avais retrouvé des pensées fondamentales qui permettaient à mon corps de réagir. Je m'apercevais que ces pensées qui me touchaient aussi directement étaient profondément incrustées en moi et coloraient mon existence, en même temps qu'elles transformaient le regard que je posais sur ma réalité. Elles étaient mes croyances. J'apprivoisais lentement ce qui m'avait fait si peur lorsque j'avais lu Murphy : le monde de mes pensées me devenait peu à peu accessible. Par exemple, lorsque je travaillais devant le miroir, je tentais de me remémorer les pensées qui avaient jailli durant les séances de rolfing, de rebirth ou d'antigymnastique. Pendant que j'essayais d'imprégner ma conscience de ces pensées pouvait surgir une affirmation comme celle-ci : « Regarde-toi, Marie Lise, tu es grosse, n'essaie pas de t'illusionner. » Mon corps était toujours le même, mais je le voyais plus gros. Mes yeux ne le regardaient plus de la même façon et je sentais un certain engourdissement qui commençait à envahir mes jambes, mes bras et mes mains. Je me SENTAIS GROSSE. D'où me venait donc cette impression? De cette pensée : « Marie Lise, tu es grosse. » Mais où en étais-je quelques minutes auparavant? Chose certaine, je vivais mon corps et mon esprit d'une tout autre manière, devant le miroir. La même chose se passait chez mes élèves qui souvent me lançaient : « Je suis gros, je suis grosse. » Or, la plupart des personnes que je voyais devant moi étaient minces. En revanche, leurs yeux, et aussi les sensations intérieures qu'ils exprimaient, les faisaient se sentir gros ou grosses. J'avais souvent envie de les mettre devant un miroir et de leur dire : « Regardez-vous, mais regardez-vous objectivement. » Naturellement, cela était impossible, ils croyaient qu'ils étaient gros. La même chose pouvait se produire avec « Je suis laid » ou avec « Je ne suis pas correct », « Je ne vaux rien », « Je ne suis rien », ou encore « Je ne suis pas capable ».

D'où me venaient ces impressions que j'avais à propos de moi-même? Et comment expliquer que ce même phénomène se produisait chez mes élèves? Car je commençais à remarquer que ces croyances intervenaient même dans la perception que les gens pouvaient avoir de leur corps en mouvement.

Des femmes s'exclamaient après un mouvement : « Je sens mes cuisses plus minces. Ce n'est pas possible, car je suis grosse. » J'étais étonnée de constater comment on peut refuser spontanément l'expérience de sensations physiques que le mouvement provoque. J'entendais aussi : « C'est impossible que ça fasse moins mal; j'ai mal depuis si longtemps », ou encore « C'est impossible que j'aille mieux ». J'étais fascinée de voir le pouvoir que des structures mentales bien établies ont sur l'expérimentation d'une sensation nouvelle et de voir la facilité avec laquelle les gens en arrivent à étouffer ou à bloquer des sensations bénéfiques. Sans doute avaient-ils un urgent besoin de retrouver leur misère, leur douleur, leur malaise ainsi que les schémas mentaux et émotifs qui les accompagnaient. L'antigymnastique venait secouer les croyances qu'ils avaient à propos de leur corps, entre autres, ou les idées bien arrêtées qu'ils tiraient de leur expérience corporelle. Je me posais la question : « Quand seront-ils prêts à habiter différemment leur corps, à s'abandonner à une transformation physique ?» Je commençais à comprendre que la maladie m'avait poussée au pied du mur et qu'il m'avait fallu réagir vivement et accepter de changer. C'était la transformation ou la canne, et cela aurait pu être le fauteuil roulant. Aucun de mes patients n'était aussi menacé que je l'avais été. Sous leur désir très manifeste de se transformer perçait la peur du changement. J'avais moi-même eu peur de laisser aller ma douleur. Qu'aurais-je fait sans elle ? Qui étais-je sans ma douleur ? Le même phénomène se produisait chez mes patients. Perdre leurs vieilles sensations et leurs croyances profondes équivalait à perdre une partie d'eux-mêmes ; ils avaient peur de changer. La maladie possède ce côté bénéfique qui déclenche comme un signal d'alarme et nous force à réagir.

Je continuais à me défaire de mes croyances limitatives, ce qui contribuait à transformer mon aspect physique. Je croyais fermement qu'il m'était impossible d'atteindre mon poids idéal. J'avais déjà pesé de 50 à 52 kg pendant un certain temps et je me sentais alors très bien, en harmonie avec moi-même. Ce poids idéal, je ne l'avais pas maintenu au cours des dernières années. Ma seconde crise d'arthrite avait causé ce déséquilibre que je tentais de corriger par une alimentation plus faible en calories. Cependant, depuis que j'avais entrepris mon autoguérison, je ne voulais plus entendre parler de régimes et j'avais accepté mon nouveau poids, soit 60 à 61 kg. Grâce au rebirth et au rolfing, j'étais prête à travailler et à retrouver mon poids idéal, sans régime ni sacrifice quelconque. L'acceptation de mon aspect physique et de mon poids ferait concorder l'image intérieure que j'avais de mon corps et le poids idéal vers lequel je tendais. J'avais des outils pour m'aider à atteindre ce but de façon agréable. Malgré tout, je m'efforçais de ne pas surveiller mon poids continuellement et, au contraire, de me laisser aller aux sensations délicieuses que j'allais éprouver. Il fallait que je déracine les croyances que j'avais sur mon incapacité à perdre mes kilos en trop.

Un matin, je me levai avec l'idée de vaincre ces croyances négatives. Suivant une technique éprouvée, je traçai deux colonnes sur une feuille de papier blanc. Dans la colonne de gauche, j'écrivis mes pensées dites positives ou affirmatives et, dans l'autre, les réponses qui surgissaient immédiatement. Voici ici un exemple de cette technique :

— Il est possible pour moi, maintenant, de peser de 50 à 52 kg en toute sécurité.

— Tu es folle !

— Il est possible pour moi, maintenant, de peser de 50 à 52 kg en toute sécurité.

— C'est impossible, tu n'y arriveras jamais.

— Il est possible pour moi, maintenant, de peser de 50 à 52 kg en toute sécurité.

— Pourquoi pas !

Et cela indéfiniment.

Durant près de sept heures, j'ai décortiqué en profondeur mes croyances afin d'atteindre LA pensée fondamentale. L'expérience fut très révélatrice. Cette croyance selon laquelle j'étais dans l'impossibilité de retrouver mon poids idéal venait de quelqu'un d'autre que moi ; elle venait de ma famille, de ma mère. Je me suis souvenue que chaque fois que j'atteignais mon poids idéal, ma mère me faisait part de ses craintes que je devienne faible et maigrichonne, que je ne mange pas assez, que je sois plus mince qu'elle, etc. Toutes ces pensées avaient surgi dans ma colonne de réponses. Puis finalement, j'entendis la voix de ma mère qui me disait : « Fais attention, tu vas être malade et… » Je voyais son visage. Plus les réponses venaient spontanément, plus la pensée affirmative semblait s'ancrer facilement. Elle soulevait moins de peur, moins d'angoisse. Toutes ces pensées venant de ma mère et de mon entourage, je les avais intégrées, assimilées et, de ce fait, atteindre mon poids idéal me semblait irréalisable.

Pendant ces sept heures, j'avais non seulement eu des sensations de toutes sortes, je m'étais sentie bien et mal, mais aussi j'avais vécu toute une gamme d'émotions et revécu des scènes de mon adolescence ; un vrai film en couleurs. J'étais décidée à réussir et je n'ai pas cessé de repousser les pensées négatives avant que la pensée que je pouvais atteindre mon poids idéal en toute sécurité ait une résonance saine et sûre dans mon corps. Je restai assise sur ma chaise jusqu'à ce que cette pensée affirmative ne comporte plus aucune incertitude, même si quelquefois j'avais le goût de m'enfuir. Mon corps m'avait servi de baromètre ; lui ne me mentait pas, j'en étais certaine. Il me disait si cette pensée nouvelle pouvait ou non prendre place dans ma conscience, et si la pensée limitative avait été déracinée de mon subconscient.

Deux ans plus tard, j'atteignais mon poids idéal, poids que je maintiens encore aujourd'hui. Je perdis mes kilos peu à peu, sans réellement m'en apercevoir. Lorsque la pensée limitative revenait, mon corps me prévenait en me renvoyant mes émotions. Je choisissais alors consciemment de ne lui donner ni importance ni énergie. Quelquefois j'atteignais un plateau et je cessais de perdre du poids. Je constatais alors que cela se produisait pour me permettre de m'adapter à mon nouveau corps ainsi qu'à mes peurs nouvelles : peur des regards, peur d'être plus belle, peur de devenir un objet de désir. Puis, lorsque la chimie corps-esprit retrouvait son harmonie, je continuais petit à petit à perdre des kilos. Je sentais très bien quand le processus s'enclenchait de nouveau ; cela se faisait sans mon accord conscient.

Pendant toute cette période, je mangeai avec plaisir, entretenant mon image intérieure à l'aide des mouvements, du rebirth et de la relaxation. J'éliminais aussi toutes les croyances limitatives que j'avais entretenues sur mon corps. Des pensées comme « Je manque de beaucoup d'énergie ou j'en manque souvent », « Je suis faible » et « Mes cuisses sont des morceaux de bois ». Même si ces pensées ne correspondaient plus à aucune réalité pour moi, elles me poursuivaient inlassablement. Le seul fait de m'y attarder me décourageait. J'avais travaillé de la même façon la pensée limitative sur mon poids et sur mon corps et je m'apercevais que de telles croyances avaient été créées par mon expérience de maladie, par la douleur que j'avais éprouvée dans mes genoux (… cuisses de bois), par le blocage d'énergie dans mes jambes. Je n'étais pourtant plus malade et les sensations que me renvoyait mon corps étaient la plupart du temps délicieuses. En revanche, les pensées étaient encore puissantes, elles avaient une emprise sur moi et sur mon expérience de la réalité. D'où venaient-elles ? Elles venaient de mon enfance, de mon adolescence surprotégée alors que j'étais considérée comme fragile, sensible, émotive… « Fais attention à ceci, fais attention à cela…» Les tentatives pour transformer ces pensées m'amenaient à me voir de moins en moins fragile. Mon corps était de plus en plus fort, pas blindé, mais fort et vulnérable, fort parce que l'énergie y circulait de plus en plus librement, vulnérable parce que j'étais disposée à recevoir amour et tendresse. Modifier la pensée que j'étais un être encore malade me soutenait dans mon travail corporel. Je me rendais compte que le simple fait de sentir mon corps plus fort, plus ouvert, n'était pas suffisant pour éliminer la croyance que j'avais d'être fragile et malade : il me fallait transformer en même temps mes pensées limitatives, mes croyances.

En examinant mes croyances au sujet de mes cuisses, je pris conscience à quel point je m'étais identifiée au corps de ma mère et aussi comment ma mère avait voulu retrouver son corps dans le mien. Durant toute mon enfance, on m'avait répété que je ressemblais à ma mère et elle-même insistait, affirmant que j'étais pareille à elle. Au cours de ma démarche d'autoguérison, mon corps s'était beaucoup transformé et ma mère ne s'y retrouvait plus. Ça m'avait sauté aux yeux lorsque j'étais revenue de Paris, après un an d'absence. Elle ne se retrouvait plus en moi et cela la rendait perplexe. Elle disait : « As-tu engraissé ? » Je lui disais que non. « Tu sembles plus forte, plus prise… Qu'est-ce qu'il y a de changé ? Fais attention, si tu continues, tu vas te développer des fesses. » J'avais de la difficulté à lui exprimer ce qui s'était passé là-bas, comment mon corps était en pleine évolution. Elle ne s'y reconnaissait plus. Où était sa fille ? Plus elle parlait de son corps, de mon corps, plus je me rendais compte de son identification et cela provoquait en moi rage et agressivité. Je sentais qu'elle voulait inconsciemment me remettre dans son moule. À mon grand étonnement, elle me demanda de lui enseigner des mouvements, ce que je fis.

Je voyais et je comprenais ce qui se passait en elle et en moi. Je me sentais étouffée par son appropriation de mon corps. J'avais envie de lui crier « MON CORPS N'EST PAS LE TIEN ». Et plus je tentais de me réapproprier mon corps, plus elle résistait et réagissait. Elle résistait inconsciemment à mes changements, elle ne voulait pas me laisser avoir un corps dans lequel elle ne pourrait plus se retrouver. C'est alors que je m'efforçai de trouver l'image que je me faisais de mon corps, et ainsi ne plus m'identifier à ma mère. Cela se fit grâce au travail corporel et à la réflexion que j'entrepris au sujet de mes pensées, de mes émotions et de mon imagerie mentale. Il fallait que je me libère entièrement du pouvoir qu'avaient sur moi ma mère et ma famille.

Comment suis-je arrivée à transformer mes croyances limitatives ? Idéalement, il aurait fallu que je cesse de croire à tout ce qui me causait des problèmes. Par exemple, que je cesse de croire que mes cuisses étaient des morceaux de bois. Vivre mon corps en état de renouveau constant était beaucoup trop difficile pour moi à cette étape de ma transformation. Je choisis donc comme première étape de me défaire de mes croyances limitatives, ce qui me conféra une vision positive de mon corps. Cette base solide allait me permettre d'utiliser pleinement la technique des affirmations pour arriver à dégager mon esprit de son négativisme : enfin un physique et un esprit qui fonctionneraient ensemble, à l'unisson.

CHAPITRE X

Les images intérieures

J'ignorais à ce moment-là que j'employais une technique appelée imagerie mentale ou visualisation. Personne ne me l'avait enseignée auparavant, j'avais seulement choisi de projeter dans ma tête des images qui me faisaient du bien.

Je suis au bord de la mer. La plage m'est familière. Mes yeux enregistrent la couleur du ciel, de la mer, du sable. C'est un lieu de rêve. Je suis en maillot de bain. Je vois mon corps en entier bruni par le soleil. Je marche, mes pieds sont souples, ils s'enfoncent dans le sable chaud, les vagues viennent se briser dessus. Je vois mes belles jambes élancées, dynamiques, souples et énergiques. Mes cicatrices au genou, deux sillons dans ma chair, je les trouve belles. Je vois mon bassin et mon dos, mon ventre, ma poitrine, mes épaules, mes fesses.

Je vois mes bras et mon cou harmonieusement rattachés à mon tronc, mon visage souriant et calme. Mes yeux sont pleins de vie, pétillants de joie. Je marche, je cours, je batifole en harmonie avec l'univers. Je suis remplie d'énergie, amoureuse de la vie.

L'eau dont je m'asperge me purifie, ma peau brille et mon énergie intérieure me fait resplendir. Je me laisse inonder par ces images. Je suis heureuse d'être guérie. Je suis belle.

Voilà comment le scénario s'achevait. J'étais loin de l'image que j'avais eue quelques années auparavant où je me voyais vieille, terne, desséchée et en fauteuil roulant. Je me sentais pleine d'énergie. J'ignorais à ce moment-là que j'employais une technique appelée imagerie mentale ou visualisation. Personne ne me l'avait enseignée auparavant, j'avais seulement choisi de projeter dans ma tête des images qui me faisaient du bien. Ce n'est que beaucoup plus tard que je découvris que je me servais d'une technique qu'on utilisait pour guérir certaines maladies, dont le cancer, l'asthme et l'arthrite.

Petit à petit s'ajoutèrent d'autres scènes qui contribuèrent à mon bien-être. D'autres aussi, moins positives, dont celle de « la boiteuse », que je jouais enfant pour attirer l'attention des automobilistes. Je boitais en effet intentionnellement de la jambe gauche pour aller de la maison à la maternelle. Était-ce un hasard si, vingt ans plus tard, j'ai boité et marché avec une canne pour supporter ma jambe gauche malade ? Et si, encore quelques années après cela, j'avais imaginé la démarche inverse, pour me guérir ? Il y avait aussi la scène que j'avais visualisée lors de ma première opération ; je me voyais très malade, avec mon amoureux à mon chevet. Était-ce un autre hasard si un mois plus tard se produisit ce que j'avais imaginé ? Je me fis donc la réflexion suivante : puisque les vieux scénarios semblent avoir fonctionné, pourquoi pas les nouveaux ? D'autant plus que ceux-ci étaient bien meilleurs pour ma santé.

Je m'aperçus cependant qu'une imagerie non dirigée comporte certains dangers. Le premier est le décalage entre l'imaginaire et la réalité. J'aurais pu — Dieu merci je ne l'ai pas fait — imaginer le corps de Raquel Welsh au lieu d'imaginer le corps de Marie Lise. Cela aurait été un désastre, car mon corps est loin de ressembler au sien. Mes visualisations sont toujours restées réalistes. Parce que j'ai toujours travaillé à partir d'images et de lieux connus ; seules des expériences personnelles étaient à la source de mes scénarios. Par exemple, la plage était une plage où j'étais déjà allée et où je m'étais sentie bien ; une plage où j'avais couru, bougé et où j'avais aimé mon corps en mouvement. Autre exemple, l'image de mes cuisses longues et dynamiques venait de l'image intérieure de mes cuisses après un rolfing ou des mouvements d'antigymnastique. Et ainsi de suite. L'image que je projetais sur mon écran intérieur était basée sur des sensations et sur des images intérieures connues. Je ne pouvais pas me tromper. Je savais que je pouvais obtenir les résultats voulus. Le premier danger était éliminé.

Le deuxième danger est, comme je l'ai appelé ensuite, « le faux départ », c'est-à-dire le fait de refuser la réalité du moment, afin de pouvoir rester dans l'imaginaire. Eh oui ! Accepter ce qui se passe dans l'immédiat est le point de départ de ce qui pourra éventuellement se transformer. Lorsque la réalité est reconnue ou accueillie telle qu'elle est, l'importance accordée à la transformation est moindre et facilite le changement. Ne pas accepter ce qui est, chercher à le fuir ou à le nier est un écueil à éviter dans une expérience de visualisation. Il est difficile de se rendre quelque part, dans un autre lieu quand on ne sait même pas d'où l'on vient.

Le troisième danger est la crainte des images négatives et la tendance à se fier uniquement sur les images positives. Ce troisième danger rejoint de près le deuxième, c'est encore une fuite de la réalité. Il est impossible de ne plus avoir de pensées et d'images négatives, car elles continuent d'exister. Mes scénarios négatifs revenaient, avec toutefois moins de force. J'acceptais de les reconnaître et je les laissais circuler plutôt que de les arrêter ou d'en faire un drame. La peur que j'entretenais à leur endroit ne pouvait que nuire à mon organisme. Je m'efforçais de ne pas accorder trop d'importance à ce qui était négatif. Au début, lorsque je visualisais mes images intérieures, je redoutais ce qui allait refaire surface et pourrait détruire les images constructives. J'avais peur de mes pensées, de ma petite voix intérieure qui me répétait, après des années d'habitude : « Ce n'est pas vrai, tu n'y arriveras jamais… » Petit à petit, j'ai appris à laisser circuler ces parasites pour ne maintenir dans mon champ de vision que ce que je souhaitais y voir.

Le quatrième danger est d'attendre des résultats immédiats. La pire situation est de croire à un miracle, ce qui va bien sûr nous décourager s'il ne survient pas. Cela m'a pris deux ans avant d'atteindre les résultats espérés. Pendant ce temps, j'ai pu intégrer les transformations petit à petit, au rythme de ma vie quotidienne, au rythme de mon évolution intérieure. Il n'y a là rien de magique. À moins que l'on considère comme magique cette lente transformation consciente qui m'a conduite à la guérison. Surtout si je me compare à ce que j'avais été alors que j'étais en route vers Paris, malade et déprimée. Pendant ces deux ans, qu'est-ce que j'ai fait ? J'ai cru à la vie et à la régénération de mes cellules. J'ai cru que si j'avais pu me rendre malade, je pouvais être mieux que bien portante. J'ai aussi donné de l'amour à mon corps au lieu de lui donner de la haine.

CHAPITRE XI

La rupture du lien affectif

*Lorsque j'avais moins peur, je pouvais entrer
en contact avec une poussée très forte qui venait
de l'intérieur, une poussée qui m'amenait vers la libération
de liens affectifs qui entravaient mon individualité.*

Après avoir utilisé la technique de visualisation, je fus saisie d'une angoisse profonde. La transformation de mon être se poursuivait, je la sentais. J'étais de plus en plus sollicitée à Montréal. Le téléphone sonnait continuellement ; tout le monde voulait faire de l'antigymnastique et connaître la « nouvelle Thérèse Bertherat ». Enfin, c'est ainsi que je le percevais et je refusais de tenir ce rôle. Je n'étais pas Thérèse Bertherat. En revanche, son influence transpirait sur mon travail. Je n'avais pas encore découvert la Marie Lise au travail. J'avais peur. Peur de ne plus me retrouver ou de découvrir ce qui voulait surgir, je crois. Mon processus de transformation, depuis le temps où j'avais mis les pieds à Paris, s'était fait à un rythme foudroyant. J'en avais la tête qui tournait. Au cours de cette période qui dura trois mois, j'ai tout arrêté : rebirth, travail sur la pensée, travail par l'image, rolfing. Je n'ai conservé que le mouvement d'antigymnastique. Je rencontrais des cas sérieux dans ma pratique et mon maître était loin. Je ne savais pas à qui demander de l'aide autant dans ma vie professionnelle que dans ma vie personnelle. Les gens me soumettaient des problèmes complexes ; je répondais comme je le pouvais. J'avais tendance à jouer la femme forte qui prend tout sur ses épaules, professionnellement surtout. Plus je m'investissais dans ce rôle, plus une rupture se faisait en moi. J'étais forte, je sauvais les autres, mais qui, au fond, avait besoin d'être sauvé ?

J'avais peine à être présente lorsque je travaillais. Je chavirais. Je me sentais en pleine crise, comme si j'allais éclater intérieurement. Les seuls endroits où je me sentais en sécurité étaient ma pièce de travail et mon lit. J'avais l'impression que l'univers se dérobait sous mes pieds. Je me cachais sous les couvertures de mon lit et j'observais ce qui se passait : était-ce une autre phase de la spirale ? Une phase d'involution peut-être ? Lorsque j'avais moins peur, je pouvais entrer en contact avec une poussée très forte qui venait de l'intérieur, une poussée qui m'amenait vers la libération de liens affectifs qui entravaient mon individualité. J'étais née une deuxième fois, j'avais vécu une renaissance. Ce nouveau moi en transformation était encore chancelant dans son intégration.

Un événement précipita encore cette rupture de mes liens affectifs. J'avais une tante qui, dès ma naissance, s'était beaucoup occupée de moi, ma mère étant accaparée par les activités à la ferme. C'est ma tante qui me garda et prit soin de moi. Comme elle ne pouvait avoir d'enfant, elle avait transposé rapidement sur moi tout son amour. J'étais devenue son bébé, j'avais hérité d'une deuxième mère, une vraie « maman-gâteau ». Il en fut ainsi pendant toute mon enfance où je vivais entourée, choyée, surprotégée par mes deux mères. Il va sans dire que j'étais aussi partagée entre les deux, car je me devais de donner à toutes deux autant d'amour et me sentais coupable si je me donnais plus à l'une qu'à l'autre. Ce n'est qu'à la fin de mon adolescence que je réussis petit à petit à donner à chacune la place qui lui revenait.

Pour me guérir de la maladie, il m'avait fallu me réapproprier mon corps, et pour le faire, il m'avait fallu cesser de m'identifier à ma mère dans ma relation avec elle. Dans mon processus d'individuation, il me restait à me séparer de ma deuxième mère et ce n'est peut-être pas un hasard si, au moment où je traversai cette étape, j'appris que ma tante se mourait d'un cancer de l'estomac. Elle souffrait terriblement et j'avais l'impression — et l'envie — de mourir avec elle. L'objet d'amour sur lequel je m'étais si longtemps reposé mourait. Tout s'effondrait comme un château de cartes. Ma mère assista, un peu surprise, au deuil qu'il me fallait faire, au deuil d'amour de ma tante. Je ne pus lui cacher combien je l'avais aimée. Ce fut un drame entre elle et moi. Je continuais à avoir peur. Allais-je perdre mon autre objet d'amour, ma mère?

La méditation fut le moyen que j'employai pour m'aider à me détacher de ma tante. Je voyais ma tante et je lui parlais. Je laissais son image venir vers moi. J'essayais de la voir comme une personne que j'avais rencontrée dans ma vie et que j'avais beaucoup aimée. J'essayais de prendre conscience que je n'avais aucun pouvoir sur le choix de vie et de mort de cet être que j'aimais. Encore une fois, je devais accepter la réalité telle qu'elle était. Je ne pouvais rien d'autre que d'accompagner cette femme dans son propre cheminement.

Je répétai cette méditation tous les jours pendant quelques semaines. Je sentais que la petite fille, à l'intérieur de moi, cessait peu à peu de pleurer et de crier. Je devenais plus calme et cessais de vouloir sauver la terre entière.

Ma tante revint à la vie après l'ablation de l'organe cancéreux. J'appris beaucoup de cette expérience. Le fait de me sentir impuissante devant une maladie comme le cancer, de voir que je ne pouvais rien faire d'autre que d'être présente m'apprit beaucoup sur le rôle de sauveur que j'avais joué auparavant avec mes élèves. Je pris conscience que notre salut ne dépend que de nous-même et de personne d'autre. Pourtant, j'étais bien placée pour le savoir. Cette fois-ci, la prise de conscience se transposait vers l'extérieur. Les problèmes que je notais chez mes élèves, je ne pouvais pas les résoudre à leur place, ni guérir à leur place. Je ne pouvais qu'être présente et les guider dans leur mouvement vers le retour à la santé et au bien-être.

Parallèlement à cette remise en question de mon rôle de thérapeute, il survint un chambardement dans ma vie affective. L'amour que je portais à ma tante me permit d'améliorer la relation que j'avais avec ma mère. Je pus enfin lui parler comme une femme et non plus comme une enfant. Ces événements me firent prendre un nouvel essor. J'avais coupé mes cordons ombilicaux. Pleine d'une nouvelle assurance, je partis vers Paris afin de vérifier si un dernier lien me rattachait à l'ancienne Marie Lise. Lorsque j'arrivai au centre, j'éprouvai un choc. Je retrouvai une Thérèse exténuée, qui avait vieilli de dix ans, et une équipe épuisée. Où étaient les gens que j'avais connus un an auparavant ? L'atmosphère de travail était totalement différente. Tout le monde semblait excédé. Ils étaient très surpris de voir à quel point j'avais changé. Thérèse trouvait que j'avais l'air d'une « star ». Je me demandais intérieurement : « Qui est la star ? Elle ou moi ? » J'étais loin de me sentir une star après l'angoisse profonde qui venait tout juste de me quitter. J'étais tout simplement contente d'être en vie et d'avoir gagné une bataille contre la peur.

Le lendemain de mon arrivée, Thérèse et moi allâmes déjeuner. J'avais retrouvé mon maître. Elle était fatiguée, peut-être, mais toujours la même vis-à-vis de moi. Je lui racontai tout ce qui s'était passé : mes expériences de rebirth et de rolfing, la rencontre de mes deux mères, l'attitude des physiothérapeutes méziéristes… Je parlais, je parlais et je lisais de l'excitation dans ses yeux. Elle semblait satisfaite de ma démarche. Puis elle me parla d'elle, de sa grande fatigue, de son éditeur qui l'avait poussée à terminer son deuxième livre, de la réaction des lecteurs. Elle me raconta combien elle abhorrait les gens qui essayaient de comparer sa méthode avec toutes les autres méthodes. Elle me dit qu'une fois pour toutes elle ferait la distinction entre son travail et celui des autres, même si cela devait soulever beaucoup de réactions. Puis on aborda le sujet de ma vie professionnelle. Je lui dis le besoin que j'avais d'étudier plus en profondeur le corps humain et elle me suggéra de devenir rolfeur. Elle avait besoin d'un rolfeur qui possédât déjà sa méthode.

— Nous avons la possibilité de créer des choses inédites, de dépasser les limites des deux méthodes.

J'étais tout à fait d'accord, même si j'entendais à l'intérieur de moi la voix d'Evelyn qui m'avait affirmé :

— Tu ne pourras jamais être un rolfeur, ton ossature est trop petite, tu n'es pas assez carrée.

Thérèse aborda ensuite le sujet de sa psychanalyse qui était presque terminée. Elle était très contente de son expérience.

En me quittant, elle me fit un clin d'œil. J'avais le cœur rempli de joie. Je sentais que le monde entier m'appartenait. L'idée de revenir travailler à Paris commençait à mûrir dans ma tête. J'avais beaucoup à penser et à méditer. Qu'est-ce que j'attendais de ces gens avec qui j'avais déjà travaillé ? Je les retrouvais un an plus tard fumant cigarette sur cigarette et buvant deux tasses de café entre chacun des cours. J'étais étonnée et déçue. Thérèse avait changé aussi ; elle était plus sévère, plus exigeante avec ses élèves. Je participais à beaucoup de cours. Je retrouvais des gens que je connaissais.

J'étais dans des classes destinées à des débutants, aussi bien que dans des classes intermédiaires et très avancées. Thérèse était dure, elle choisissait des mouvements difficiles et exigeants, que j'avais accomplis l'année précédente dans des classes beaucoup plus avancées. Une jeune femme à côté de moi rageait devant son incapacité à faire un mouvement. Cela ressemblait presque à de la gymnastique traditionnelle. Qu'est-ce qui se passait ? Était-ce la volonté de Thérèse de rendre les choses aussi difficiles ? Ou était-ce son humeur cette journée-là ?

Patrick, de son côté, avait beaucoup évolué. Son cours ressemblait à celui qu'il nous avait donné un an auparavant. Il faisait ce que j'appelais de la « dentelle » : il pouvait faire voyager les gens d'une sensation à une autre sans interruption. Tout avait une suite, illogique lorsqu'on était sur le sol, mais qui devenait claire une fois le traitement terminé. Patrick avait étudié aux Beaux-Arts avant de devenir physiothérapeute et méziériste. Il utilisait ce qu'il avait appris, non pas en physiothérapie mais dans ses études anatomiques, pour donner un sens et une direction à ses cours. Cela confirmait ce que j'avais toujours cru par rapport à l'enseignement de l'antigymnastique. Il faut être un artiste avant tout. L'antigymnastique est un art et non une technique. Ah ! comme il était bon d'être à nouveau en apprentissage.

Pendant mon stage à Paris, je continuai l'étude du corps humain en lisant un livre de Ida Rolf sur le rolfing[4]. J'étais intéressée et fascinée par cette vision du corps où l'on parle de l'attraction terrestre et par la compréhension qu'avait l'auteur de l'intrication des différentes parties du corps. Je préférais cette vision à celle de Mézières. Elle était plus facile à comprendre et aussi plus nord-américaine. Je marchais dans les rues de Paris et je découvrais mon corps en mouvement. Ce que j'avais étudié pendant la journée dans mon livre, je le mettais en pratique en marchant. Je découvrais que mes jambes étaient rattachées à mon psoas (muscle situé dans les couches profondes du bassin) et j'avançais de façon plus légère.

J'allais au centre tous les jours. Thérèse était débordée, son équipe travaillait de façon inhumaine. Je les sentais tous tellement nerveux que je me demandais comment ils faisaient pour travailler efficacement. Je les jugeais : ils ne vivaient pas ce qu'ils enseignaient. J'étais déçue et, en même temps, cela renforçait ma propre volonté de vivre et d'expérimenter ce que je transmettais. Je refusais le mensonge et le leurre. J'avais de la difficulté à admettre que ces thérapeutes aux corps fermés que je voyais, fumant et buvant du café, puissent travailler sur d'autres corps. Enfin, je savais que je ne voulais pas cela, je désirais autre chose. Je ne crois pas à l'être parfait, au modèle de thérapeute qui se tient droit comme une barre de fer, qui sourit tout le temps, qui a toujours l'air bien. Je crois seulement à son honnêteté dans sa façon de vivre et de transmettre aux autres ce à quoi il croit. En ce sens mon voyage était bénéfique. Je sentais que je laissais tomber mon modèle et que je trouvais en moi ce à quoi je croyais vraiment dans mon travail avec les autres ; je parvenais à retrouver mon identité professionnelle.

CHAPITRE XII

Ma recherche d'individualité

*Mon cheminement était-il en cause, étais-je sur la bonne
route ? Y avait-il une force hors de mon contrôle qui
allait se manifester ? Le doute m'assaillait. Quelqu'un
a dit que chaque maladie est une petite mort. En moi, il y
avait eu une petite mort. Je devais faire mon deuil.*

Mon retour à Montréal fut terne. Je revenais à l'hiver, au froid et, aussi, à la solitude. J'avais pris mes distances avec mon modèle professionnel. Il me fallait combler le vide ainsi créé en devenant ma propre source d'inspiration. Je commençai alors une routine mentale : je m'allongeais sur le sol et, à partir de mes études d'anatomie, du rolfing, du mézières et aussi de mon expérience, je me mis à créer des mouvements nouveaux. J'écoutais de la musique classique et je me laissais guider par mon corps et surtout par la perspective anatomique que m'avait inculqué le rolfing. Mon corps me disait immédiatement si — oui ou non — il était axé correctement après un exercice. J'inventais des mouvements nouveaux pour les pieds, le ventre, l'abdomen, la région du pubis, les plis de l'aine, le devant des cuisses... Je cherchais, je découvrais, je créais. Puis j'expérimentai certains de ces mouvements avec mes élèves et je vérifiai les résultats. Le plus difficile était de trouver les mots justes pour décrire ces nouveaux mouvements qui exigeaient beaucoup plus de conscience corporelle que les autres. J'inventais, j'étais devenue ma propre source de créativité; mon hiver québécois s'ensoleillait.

J'étais portée à créer des mouvements qui développent la conscience de la région du ventre, du bas ventre et du pubis. En travaillant cette région, j'en vins à penser qu'il me faudrait changer mon stérilet, qui avait été installé six ans auparavant. Je sentais (à la limite de la conscience et de l'inconscience) que mon corps me disait quelque chose à ce propos; pourquoi étais-je attirée par cette région? Mon corps me parlait et même si je l'entendais, je ne l'écoutais pas.

Après deux mois de création quotidienne, j'en eus subitement assez. Je trouvais difficile de ne compter que sur moi-même. Certaines personnes me conseillaient d'essayer l'eutonie, les méthodes Feldenkrais et Mathias Alexander (deux méthodes psycho-corporelles portant le nom de leur créateur). J'ai fait quelques tentatives, croyant que cela pourrait m'aider, mais je revenais continuellement à l'antigymnastique et à Thérèse. Alors dans un geste spontané, je lui écrivis pour lui exprimer mon très grand désir d'aller pratiquer avec elle, même si j'étais consciente des conditions de travail qui prévalaient Au jardin à ce moment-là. Je lui disais combien j'en avais assez de travailler seule, d'être ma propre source d'inspiration. J'avais besoin d'être nourrie et c'était avec elle que je voulais vivre cette expérience.

Trois semaines plus tard, je reçus une réponse qui me toucha beaucoup. Thérèse me répondait, me disant qu'elle m'accepterait dans son équipe à la seule condition que j'apprenne le rolfing. J'étais contente. Il y avait dans sa lettre autant de chaleur et d'intérêt que j'en avais mis dans la mienne. Je savais que Thérèse avait besoin d'un rolfeur, cela me plaisait de le devenir, mais avais-je les capacités? Après deux semaines de réflexion pendant lesquelles je pesai les avantages et les désavantages de ce projet, je fis part de ma décision à Thérèse. J'envoyai un télégramme à Paris et entrepris des démarches en vue de me faire admettre à l'école de rolfing à New York ou à Boulder, au Colorado. Jim, mon rolfeur à Montréal, écrivit une lettre de recommandation. Je reçus un télégramme de Thérèse me félicitant de ma décision. Le tout était lancé. J'allais devenir rolfeuse.

Chaque fois que je travaillais mon ventre, il y avait toujours cette fichue voix intérieure qui me disait : « Marie Lise, va faire enlever ce stérilet. » En place depuis six ans, le stérilet faisait bien son travail et je ne voulais rien savoir des autres méthodes contraceptives. Je résistais à cette pensée mais mon ventre savait…

J'étudiai beaucoup et je terminai ma session de cours. En plus des prérequis en massage, en anatomie et en physiologie, il me fallut répondre à une série de questions qui m'obligeaient à aller ouvrir les livres suggérés par l'institut, lesquels traitaient d'anatomie en l'abordant d'une façon entièrement nouvelle. Ce n'était pas facile, car tout devait se faire en anglais. Alors j'étudiais, je faisais mes recherches et Jim me soutenait. Thérèse m'encourageait à distance par de petits télégrammes.

Cependant, mon corps devenait raide. Je faisais de moins en moins d'exercices. J'apprenais beaucoup sur le corps humain et j'oubliais le mien, lui imposant de rester assis sur une chaise pendant plusieurs heures d'affilée. Je me sentais savante, j'avais une tête savante mais un corps dont l'intelligence musculaire faisait pitié. J'éprouvais une douleur dans mon abdomen, à droite, et qui n'était présente que quelquefois par jour. Je pensais : « C'est parce que je suis assise tout le temps. » Des pensées négatives commencèrent à poindre. J'étudiais trop et j'avais de plus en plus mal au ventre. Je ne portai pas attention à cette douleur : il fallait que je finisse de remplir le questionnaire. Après, je m'occuperais du reste, me disais-je. Finalement, le tout fut complété et envoyé à l'institut du rolfing. Je reçus bientôt une lettre qui me convoquait en entrevue et le rendez-vous à Boulder fut fixé en septembre.

La question de mon stérilet devenait tellement pressante que je me réveillais en pleine nuit, angoissée. Alors, je cédai et me rendis dans une clinique. C'était la première fois que je remettais les pieds dans un établissement médical depuis qu'on m'avait comparée à une corde de violon. J'avais des sueurs froides, assise dans la salle d'attente de la clinique. Je me sentais petite, peureuse. Je tremblais. J'étais étonnée d'avoir si peur. Les souvenirs remontaient à la surface : les odeurs, les bruits, la couleur des murs, la couleur des uniformes. Oh, que je déteste le monde

médical ! Une infirmière me fit passer dans une petite salle d'opération et l'idée que j'allais répondre à l'appel de mon corps
m'apaisa. Un médecin entra, et après quelques minutes de tâton-
nements, il me dit qu'une intervention chirurgicale serait nécessaire. La corde du stérilet qui, normalement, devait sortir par
le col, avait disparu. Ma douleur à l'abdomen ne l'inquiéta pas
et il ne vit pas que j'avais déjà une sérieuse infection. Il me fixa
un rendez-vous pour mon opération. Je repartis, me disant que
je n'avais pas écouté mon corps au cours de ces six dernières
années et que j'en payais le prix.

Je m'enfuis sur le bord d'un lac. Allongée au soleil, je ne voulais plus entendre parler de quoi que ce soit. Les derniers mois
avaient été une course folle pour moi. Rolfing/Bertherat/rol-
fing/Bertherat/partir/rolfing/Bertherat/partir. J'étais essoufflée.
Ma tête était grosse, mon corps vidé et sans énergie. J'avais perdu
l'appétit et je me sentais très loin de mon corps. Je m'en moquais.
Je ne voulais plus rien faire, je voulais m'arrêter... M'étendre
au soleil et ne plus bouger. J'avais l'impression de m'être battue.
Une bataille contre qui, contre quoi ? Je pensais : « Pourquoi est-
ce si difficile ? Pourquoi ne puis-je pas profiter du soleil et de
l'été sans rien faire ? Pourquoi encore un autre défi ? Pourquoi
choisir de partir ? Est-ce que ce sera mieux à Paris ? »

Sur mon rocher, au soleil, je regardais les autres s'amuser,
je regardais ces corps bronzés qui faisaient de la planche à voile.
Je regardais le travail de leurs jambes et de leurs pieds à la recherche de l'équilibre. Je regardais les dos et les bras qui forçaient
pour remonter la voile tombée dans l'eau. Je les enviais de pouvoir bouger ainsi. Je pensais : « Pourquoi est-ce que Thérèse déni-
gre tant le sport ? » Je voyais ces gens s'amuser, rire, tomber dans
l'eau et en ressortir. Qu'est-ce qui était le plus important ?

Je me souvenais de l'hiver où j'avais patiné pour la première fois après l'opération, alors que ma jambe gauche ne savait
plus comment faire. Elle ne savait plus patiner. Ma jambe droite,
elle, allait toute seule, se souvenant ; mais ma gauche, non, elle
ne savait plus, et moi non plus. Comment fallait-il faire pour
patiner ? Certainement glisser le pied, et après ? « Oh ! m'étais-
je écriée, je ne sais plus patiner à gauche ! » J'avais ri et tout le
monde avait ri aussi, mais intérieurement, je paniquais. Lorsque

je marchais sur les rochers, c'était la même chose, il y avait une hésitation à gauche. Lorsqu'il fallait que j'utilise la poussée de ma jambe gauche pour monter le poids de mon corps, elle hésitait. Il y avait toujours la peur, la peur maudite que ma jambe me trahisse... Je pensais : « Malgré tout le travail corporel effectué, les connections nerveuses de ma jambe à mon cerveau sont encore gelées. Qu'est-ce que je fais là à étudier au lieu de bouger et de vivre ? » Quelque chose n'allait plus. Je devais me rendre compte bientôt que ma fuite était le calme avant la tempête.

Soudainement tout a basculé. L'urgence. Les murs blancs. L'odeur de l'éther. Les infirmières : salpingite aiguë. Je délire, la douleur est atroce, elle atteint la cage thoracique. Je crois que je vais mourir. Une fille sur le lit voisin se réveille, elle a tenté de s'enlever la vie. Elle répète sans cesse : « Ce n'est pas vrai, ce n'est pas vrai. » Je ferme les yeux, un leitmotiv sur les lèvres : « Je veux vivre, je veux vivre, j'aime la vie. » Je tente de réfléchir : « Pourquoi suis-je encore ici, dans un hôpital, qu'est-ce qui me perturbe au point de me mettre dans cet état-là ? » Je me juge : « Moi, Marie Lise, thérapeute, prêchant à mes élèves l'écoute de leur corps, je n'ai même pas suivi mon propre enseignement. » J'ai froid.

L'urgence était remplie, et dans leur immense sympathie, les membres du personnel avaient jugé bon de me placer dans un couloir en attendant l'examen du médecin. Enfin il était là, et alors il constata que l'infection avait atteint le foie. Le verdict : opération. Mais tout de suite ou plus tard ? Devrait-on me donner des antibiotiques avant ? L'opération fut remise au lendemain, et on m'administra des médicaments par intraveineuse. Une chose me paraissait sûre, il fallait que je m'aide, que j'imagine ma guérison, que je regroupe mes forces, que je trouve la cause de la maladie. Où était la faille, quelle bataille allais-je livrer encore ? Quelque chose n'allait pas en moi, mais quoi ?

Je revins de la salle d'opération. Je ne savais plus où j'étais. J'étais confuse. M'avait-on opéré le genou ou le ventre ? Je savais que je venais de voir la mort de près, mais je ne voulais pas voir. Je refusais quelque chose, mais quoi ? Le médecin arriva, l'air satisfait, et m'expliqua qu'à sa grande surprise, les trompes n'avaient pas été touchées. Selon lui, les risques d'infertilité étaient minimes. Il me fit part de son étonnement de constater que l'infection n'avait pratiquement pas atteint l'intérieur de mon ventre. « Peut-être est-ce la position de votre bassin qui a aidé », dit-il.

Encore une fois, comme pour mes opérations précédentes, mon frère était là. Comme j'aimais l'avoir à mon chevet. Mes parents arrivèrent ensuite. Pendant mon délire, j'avais désespérément appelé ma mère et elle avait répondu à mon cri. La présence de mes parents et leur amour me firent un bien immense. Et le défilé des amis. J'étais de nouveau le pôle d'attraction et c'était agréable. Dans mon lit, je méditais. Je visualisais mon ventre guéri. J'imaginais les images agir pleinement. Et je priais. Je retrouvais Dieu puissant en moi. Le rebirth m'avait initiée à une force divine. Je parlais à Dieu et je le remerciais. Je guérissais vite, très vite, constata le médecin.

Après l'euphorie de la convalescence, survint le doute : « Et après, ça sera quoi ? » Mon cheminement était-il en cause, étais-je sur la bonne route ? Y avait-il une force hors de mon contrôle qui allait se manifester ? Le doute m'assaillait. Quelqu'un a dit que chaque maladie est une petite mort. En moi, il y avait eu une petite mort. Je devais faire mon deuil.

Je me retirai dans la maison de campagne qu'un ami avait mise à ma disposition. Je me reposai, je respirai, je pleurai aussi. Je pleurais ma réalité. J'avais commencé un travail d'introspection à l'hôpital que je finirais ici, à la campagne, où tout avait commencé. La maladie m'avait ôté un poids, le poids de cette bataille que j'avais menée les derniers mois pour mes études de rolfing. Il fallait que je sois à la hauteur, que je réponde aux attentes de Thérèse, de l'institut de rolfing, de ce que tout le monde attendait de moi ! La pause à l'hôpital m'avait donné le temps d'arrêt dont j'avais besoin, et que je m'étais d'ailleurs toujours refusé.

Je partis au bord de la mer où je poursuivis ma méditation. Ce que je voulais, c'était dire non ! Non à Thérèse, ma mère spirituelle, non au rolfing qu'elle voulait que j'apprenne, non finalement à tout ce qui n'était pas moi. Alors j'ai tout laissé tomber. J'écrivis une lettre à Thérèse, que je terminai en affirmant que je coupais le cordon ombilical qui me reliait à elle. Je lui expliquai les raisons de mon refus. Elle n'a jamais répondu à cette lettre. Mais qu'aurait-elle pu répondre ? Je conserve malgré tout un profond respect pour cette femme qui m'a toujours si bien aidée et épaulée.

CHAPITRE XIII

La guérison du système

Le groupe rencontra rapidement l'instinct de survie…
il était divisé en trois sous-groupes. Il y avait ceux qui avaient
choisi de se battre, il y avait ceux qui vivaient l'inhibition de
l'action, et enfin, il avait ceux qui avaient choisi de fuir leurs
responsabilités… Pour ma part, j'étais totalement consciente
que j'avais choisi cette formation et j'assumais mon choix.

À mon retour de vacances, je constatai que je n'avais aucun projet en vue. Incroyable! Je continuais à donner des cours d'antigymnastique et c'était tout. Je n'avais rien d'autre à faire. Mon désir de partir et de découvrir me tenaillait encore. Toutes mes attaches étaient coupées et je me sentais soulagée d'un très gros poids: celui de ne pas me sentir obligée envers qui que ce soit. Je m'étais vraiment libérée. Si le rolfing m'intéressait toujours, je sentais que ce n'était pas un outil indispensable à mon évolution. C'est difficile pour un rolfeur de pratiquer son art sans se blesser. La pensée de malmener mon propre corps en exerçant le rolfing m'était intolérable. Je voulais aller ailleurs, poursuivre mon évolution, parfaire la rencontre avec mon être. J'aspirais à dépasser le stade physique de l'antigymnastique, étudier en profondeur, pour moi et pour les autres, cette chimie de la relation corps-esprit. Il fallait que je permette à mes élèves de faciliter l'intégration des émotions que le travail physique pouvait susciter en eux. La poursuite de mes études clarifierait mon attitude devant un groupe, pensai-je, je pourrais rendre service à plusieurs personnes sans tenir le rôle du thérapeute ou du sauveteur. Je décidai qu'il serait opportun de suivre une session de formation portant sur le groupe. Je fixai mon départ aux alentours de janvier. Deux jours plus tard, je rencontrais un formateur, Bob, que j'avais connu durant l'atelier de rebirth qu'il dirigeait. J'avais pleine confiance en lui et en ses capacités. Il me proposa de le suivre à New York où il avait créé un cours qui s'adressait aux formateurs de groupe.

J'arrivai à New York à la date prévue. Je n'aimais pas cette ville énorme, gigantesque même. Le lendemain je fus présentée à quatorze personnes avec qui j'allais partager ma vie durant les six prochains mois, durée du stage. Je pouvais difficilement imaginer passer tant de temps avec des étrangers. Qui étaient-ils ? Étais-je à ma place dans cette formation ? Les buts de l'atelier étaient multiples :

- comment diriger des groupes ;
- comment être soi-même devant un auditoire ;
- comment intégrer l'apprentissage du transfert et, s'il y a lieu, le contre-transfert dans une relation avec un groupe ;
- comment éviter de jouer un rôle lorsqu'on dirige ;
- comment prendre conscience de ce qu'est l'amour et l'acceptation inconditionnelle d'autrui ;
- comment présenter un travail aux autres.

Il nous était permis de travailler pendant cette formation et de continuer de gagner notre vie dans nos domaines respectifs. Il fallait donc nous faire connaître dans cette ville immense qu'est New York.

Programme chargé. À nous qui étions pour la plupart étrangers dans cette ville on demandait de nous intégrer dans la ville tout en nous trouvant un appartement et un travail. C'est ainsi que j'ai peu à peu découvert la culture américaine et la culture new-yorkaise.

L'image que les Américains avaient de moi était flatteuse. Les hommes me trouvaient belle, gracieuse, douce. Les femmes voulaient me ressembler, avoir un corps comme le mien, bref, elles cherchaient une recette pour devenir comme moi. C'est alors que je commençai à parler d'antigymnastique. Il n'y a pas de méthode plus anti-américaine. Surtout en raison du fait que les mouvements n'ont qu'un effet superficiel s'ils ne sont pas accompagnés d'un changement profond de la psyché. J'expliquai à ces personnes que cela m'avait pris plusieurs années avant d'atteindre l'harmonie qu'ils constataient. Malgré cela, ils persistaient à désirer un corps comme le mien.

Un mois après mon arrivée, je donnai mon premier cours. La formation démarra lentement. J'avais loué un loft dans Soho, suffisamment grand pour y donner mes cours. Bob le sous-louait de son côté pour y donner son séminaire. J'étais donc dans le feu de l'action en permanence. Allais-je pouvoir répondre à mes premiers besoins, manger, m'adapter ? Pourrais-je enseigner en anglais ? Je reconnaissais dans mon attitude la détermination qui m'avait si bien servie durant ma maladie. J'avais confiance en moi, je savais que je pourrais gagner de l'argent. L'état de survie auxquels étaient soumis mes collègues du groupe avait permis d'établir un système d'entraide. Tout le monde faisait quelque chose pour tout le monde. Je me sentais à l'école de la vie, chaque jour j'observais le réflexe de survie et ses conséquences chez l'un ou l'autre des participants. Je pouvais les regrouper en trois catégories : la première, dont je faisais partie, avait choisi de se battre. Nous faisions notre budget, nous évaluions combien il nous faudrait pour vivre, nous préparions des stratégies pour infiltrer le marché new-yorkais. Nous vivions des moments de grande insécurité en même temps que nous étions stimulés par le défi et l'enjeu de cette formation qui touchait à tous les aspects de la vie.

La deuxième catégorie comprenait les personnes qui se laissaient aller, qui abandonnaient la partie avant même de l'avoir commencée. Ces individus broyaient du noir et se refermaient sur eux-mêmes. Ils étaient incapables d'agir. En état de passivité, ils se sentaient victimes du processus de formation même si les règles avaient été très claires dès le départ. Enfin, il y avait ceux qui n'hésitaient pas à demander une aide financière à leurs parents et amis. Ils fuyaient leurs responsabilités. Ils avaient choisi de se faire entretenir tout au long de la formation, évitant l'enjeu, le défi et le risque. La peur de s'engager les tenait à distance et ils se montraient peu curieux d'apprendre. Ils fuyaient continuellement. Le comportement de ces individus me rappelait la théorie de Henri Laborit selon laquelle les réactions au stress comportent toujours les attitudes suivantes : la combativité, l'inhibition de l'action et la fuite. Je prenais conscience des réactions psychosomatiques.

Le groupe des combattants dont je faisais partie ressentait une tension causée par la combativité, l'agressivité. Nous étions dynamiques même si nous étions tendus. Il serait faux de dire que l'optimisme était constant. Chacun vivait des moments de laisser-aller, de dépression où tout était noir, mais cela passait assez rapidement. C'était le groupe qui, malgré les problèmes de survie, réussissait à jouir de New York et à s'amuser. Nous étions optimistes et prenions les choses avec humour. Les gens de la deuxième catégorie qui vivaient l'inhibition de l'action, développaient toutes sortes de symptômes : rhumes, diarrhées, perte de poids, migraines. C'étaient aussi ceux-là qui blâmaient le plus souvent Bob et Mallie, les rendant responsables de leurs malheurs. Les gens du troisième groupe, qui fuyaient la réalité de la formation, étaient flasques et mous dans leur corps. Ils semblaient indifférents à tous les procédés d'apprentissage et s'ennuyaient en permanence. Pour ma part, j'étais totalement consciente que j'avais choisi cette formation et j'assumais mon choix.

Après un mois de vie new-yorkaise, les courants de sympathie, phénomène normal dans un ensemble de personnes, entraînèrent la formation de sous-groupes. La sécurité grandissante que chacun éprouvait dans le quotidien fit que l'entraide qui régnait au début cessa graduellement. Chacun puisait maintenant dans sa propre force. Malgré tout, cette fragmentation n'affecta jamais la sympathie qui régnait entre nous. La stabilité émotionnelle qui s'installait petit à petit permit à la majorité, dont moi-même, de développer un «réflexe d'introspection» qui était amené par l'atmosphère qui régnait.

Tout commençait à bien fonctionner pour moi. J'avais maintenant deux groupes en antigymnastique ainsi que quelques clients individuels. Financièrement, j'étais bien assise et j'avais un appartement, si bien que sans que je m'en aperçoive, je pris de l'assurance au point de me sentir supérieure aux autres. Ce sentiment influençait forcément mes relations. Je me sentais supérieure à ceux qui en arrachaient encore mais je me sentais inférieure à ceux qui étaient établis depuis longtemps à New York. Je savais intérieurement que j'allais réussir et j'en éprouvais de la fierté et même un certain orgueil. Cependant, jamais je n'aurais osé parler de mes sentiments de supériorité ou d'infériorité, même à mes amis. J'adoptais une attitude « cool » et aidante, même devant ceux que je considérais comme inférieurs à moi.

Le groupe devint rapidement une famille qui vivait son transfert thérapeutique mais aussi qui s'inscrivait dans un système, avec, en face, papa Bob et maman Mallie. Je me classais parmi les fortes parce que j'avais réussi à survivre, et à vivre même, parce que j'étais plus lucide que les autres, et que je m'étais guérie. Wow ! Regardez-moi, je me suis guérie moi-même ! J'étais belle et forte, et j'espérais ainsi gagner la reconnaissance de papa Bob, reconnaissance que je n'avais pas eue de mon propre père quand j'étais enfant. Cette supposée reconnaissance me rendait encore plus sûre de moi. Je me sentais différente et j'aimais cela. C'était ma force. Je gardais évidemment toutes ces pensées secrètes. Personne ne savait que je me croyais supérieure ou inférieure, car mon jeu était d'avoir l'air correcte, « cool », c'est-à-dire au-dessus de tout ça. Ce que j'ignorais, c'était que Bob et Mallie s'étaient aperçus de mon manège.

Un soir où nous étions en classe et où tout le monde parlait de son évolution, une des participantes se mit à nous dire comment elle prenait conscience du peu d'estime qu'elle avait envers elle-même et à quel point il lui était difficile de reconnaître sa propre valeur. Je sentis monter en moi un besoin urgent de parler ; pourtant, je savais intuitivement que si je prenais la parole, je dévoilerais tout mon jeu. Je pris tout de même la parole : « Moi aussi, je sens que je ne vaux pas grand-chose. » Et comme je m'entendais le dire, il y eut une voix à l'intérieur de moi qui me dit : « Mais, Marie Lise, tu es en train de mentir ! »

En voyant les yeux de Bob et de Mallie, je compris qu'ils ne laisseraient pas passer ce mensonge. Alors ils me demandèrent de dire à haute voix comment je me sentais par rapport à chacun des individus du groupe, si je me sentais égale aux autres, supérieure ou inférieure. Il y eut un silence dans la salle. Je me sentais acculée au pied du mur. Je tentai alors une fuite en racontant d'autres mensonges. Bien que je me sois sentie supérieure à la personne devant moi, je dis : « Je me sens inférieure. » Et quand je me sentais inférieure, je disais : « Je me sens égale. » Et quand je me sentais égale, je disais : « Égale. »

Après que j'eus terminé avec chacun des individus, j'entendis deux voix s'exclamer : « *Marie Lise, you are a liar* », « *Marie Lise, look at us, you are a liar.* » J'ai cru que j'allais mourir, mourir sur-le-champ. Ils dévoilaient mon jeu devant toute la famille. Je croyais que le sol se déroberait sous mes pieds. J'étais nue devant eux. Je ne pouvais plus rien dire d'autre que : « Oui, c'est vrai, j'ai menti. » Le ballon était totalement dégonflé. C'est alors que me revint un souvenir d'adolescence : un soir, mes parents avaient découvert un mensonge que j'avais entretenu pendant plusieurs mois. Ils m'avaient crié que j'étais une menteuse et j'avais eu l'impression que j'allais perdre leur amour, comme aujourd'hui j'avais peur de perdre la considération et l'amour des personnes présentes. Au contraire, presque tous les membres du groupe vinrent me voir ensuite pour me faire savoir que personne n'aurait voulu être dans mes souliers ; eux aussi avaient constaté qu'ils se sentaient supérieurs ou inférieurs aux autres et jamais ils n'auraient osé le partager.

À partir de cette expérience, j'ai changé d'attitude. Le stage se poursuivit et je me sentis devenir de plus en plus moi-même. J'étais très proche de moi et mes rapports avec les autres se transformèrent rapidement. J'étais plus simple, plus directe. Je disais la vérité. Je n'avais plus peur de montrer qui j'étais. J'observais et j'étudiais les réactions des autres au cours des différents exercices que nous faisions. J'étudiais la relation corps-esprit chez mes compagnons. Je voyais leur corps se transformer au fur et à mesure qu'ils s'adaptaient et qu'ils se libéraient des figures parentales de Bob et de Mallie. Certaines personnes étaient arrivées avec des corps de bébé, encore enveloppés dans leur graisse d'enfant, et ces corps, avec ou sans antigymnastique, se transformaient et devenaient adultes. Ces personnes devenaient elles-mêmes, non seulement dans leur tête, mais aussi dans leur corps. Cette transformation ne se faisait pas sans douleur. Je voyais réapparaître de vieilles maladies psychosomatiques (asthme, migraine, par exemple) chez certains et de vieilles douleurs chez d'autres. Il y avait des étapes difficiles, tendues, où la tension psychique, physique et émotive était à son maximum. Une crise surgissait, puis un changement survenait. Et, dans les semaines qui suivaient, je voyais apparaître un changement définitif dans le corps des uns et des autres. J'étais fascinée d'être témoin de cette manifestation de la relation corps-esprit.

Après six mois de travail acharné, le stage se termina. J'en retirais un bagage thérapeutique extraordinaire. Ma vision globale sur mon évolution personnelle et sur mon métier était améliorée. Mes rapports avec le groupe m'avaient transformée. Par différentes mises en situation, j'avais réussi à reconnaître et à modifier une attitude qui me nuisait dans mes relations. Je m'étais débarrassée d'un sentiment de supériorité ou d'infériorité. J'étais devenue franche et limpide, transparente dans ma tête et dans mon cœur. Cette clairvoyance se reflétait sur les jugements que je faisais à l'endroit des autres personnes. Je les percevais plus aisément, sans faire de projection, dans leur réalité toute simple. Avoir été en contact pendant six mois avec un si petit nombre de personnes, toujours les mêmes, m'avait permis d'évoluer dans une sorte de milieu expérimental dans lequel j'avais pu observer les phénomènes de transfert et de contre-transfert, et la façon dont l'esprit, alors en mouvement, peut agir et façonner le corps humain.

CHAPITRE XIV

Rencontre avec un maître spirituel

Pourquoi des esprits sains pouvaient-ils exister dans des corps malades ? Pourquoi des corps sains possédaient-ils des esprits plus ou moins évolués ? Les mots de Bob me revenaient : « You are not only your body. You are much more than that. »

Après ma formation à New York, je projetai un voyage en Inde afin de rencontrer un maître spirituel. Je pressentais un besoin urgent de m'ouvrir à d'autres dimensions que celles du corps, des émotions et de la psyché qui m'avaient préoccupée jusqu'ici. Beaucoup de questions soulevées par mes camarades de formation ou par des élèves anorexiques me captivaient, de même que certains phénomènes qui n'avaient pas d'explication dans la vie présente. J'avais parfois l'impression de toucher aux limites de la psychothérapie traditionnelle. J'avais une soif soudaine de spiritualité, même si ce mot évoquait peu de choses en moi. Quelle ne fut pas ma surprise lorsqu'un ami qui vivait à New York me présenta son propre maître spirituel : Muktananda. C'était un petit homme, court sur patte, légèrement bedonnant, au visage incroyablement beau. Il était vêtu de rose de pied en cap. À ses côtés se tenait une jeune fille âgée de vingt ans et d'une beauté lumineuse. Muktananda s'exprimait en hindi, la jeune fille traduisait dans un anglais impeccable. Chacun des mots qu'il prononçait touchait mon cœur directement.

Pourtant, son message était simple, il parlait de l'amour de soi et de l'être profond, du respect de ce que l'on est. Il parlait du pouvoir de l'imagination et de la manière dont nos pensées pouvaient créer limitations, douleur, tensions et maladies. Je me surprenais à acquiescer. Je comprenais tout cela, je l'avais expérimenté. Il parlait de l'importance de l'humour et de la nécessité de ne pas se prendre au sérieux. Son discours était émaillé d'anecdotes ou d'histoires drôles. Il riait, il chantait, il parlait du gourou que l'on a tous à l'intérieur de soi, de cette divinité intérieure qui est nôtre et qu'il nous faut respecter. Il nous invitait à prendre conscience de nous-mêmes, à sentir la beauté et la transparence de notre être.

Je savais à quel point tout ce qu'il disait était vrai. J'avais déjà fait cette rencontre avec mon être. Je savais que c'était grâce à cette découverte que je m'étais guérie. Ses paroles agissaient sur moi comme un baume, elles confirmaient ce que je pensais et ce que j'étais. Il parlait de l'ego, de la nécessité d'intégrer notre divinité dans notre vie quotidienne, notre travail, notre famille. Il nous incitait à être conscients des mots que nous utilisons tous les jours et à mesurer leur portée en nous et sur les autres. Cela me ramenait aux croyances que j'avais entretenues sur moi et sur mon corps pendant des années. Il soutenait que les personnes qui se répètent sans cesse qu'elles sont folles risquent de devenir folles. À l'inverse, les personnes qui se répètent continuellement qu'elles sont belles vont devenir belles. Il insistait sur la nécessité de faire le silence, au moins une fois par jour, afin d'établir le contact avec l'être et de faire taire ses pensées.

Je laissai entrer en moi les paroles de ce petit homme. J'étais calme et en paix en sa présence. Je n'apprenais rien de nouveau, Muktananda ne faisait que confirmer la réalité de ma guérison, la relation qui existe entre le corps, l'esprit et l'être. Cependant, j'élargissais ma vision intérieure ; soudain tout avait un sens, mais un sens qui allait au-delà des explications rationnelles. J'étais fascinée de découvrir qu'une partie de ma personnalité résistait à l'amour qui émanait des mots de ce petit homme. Je résistais à la douceur et à l'infinie bonté. J'avais déjà découvert cette douceur et cette bonté dans mon être ; se pouvait-il que j'en aie déjà oublié la profondeur ? Se pouvait-il que j'aie développé et mis en place une autre cuirasse ?

En présence de Muktananda, je méditais et je pratiquais le *chanting*. Il s'agissait de répéter des mots en sanskrit (langage ancien des enseignements de la tradition hindouiste) que l'on répète des dizaines et des dizaines de fois. C'est une forme de méditation qui nous amène à développer les facultés de l'hémisphère droit de notre cerveau. Le maître nous donnait la possibilité de participer à des fins de semaine de méditation.

Durant ces méditations prolongées, j'expérimentai les sentiments les plus divers. Je me rappelle avoir été envahie par une colère si profonde qu'il me semblait qu'un énorme nuage noir recouvrait mon âme. Je n'ai jamais pu bien identifier cette colère mais elle semblait venir de si loin que je l'ai surnommée ma « colère ancestrale ». Je découvris aussi toute la beauté de mon être, toute sa profondeur, une inépuisable source d'amour. Tout comme l'heure pendant laquelle je m'adonnais à ma séance quotidienne d'antigymnastique, je ne savais jamais ce qui allait surgir de cette rencontre avec moi-même. C'était parfois de la douleur, parfois de grandes joies. Je savourais la détente que m'apportait la méditation. C'était à la fois semblable à l'apaisement du système nerveux que je ressentais en pratiquant mes mouvements et tout à fait différent. La méditation me grandissait intérieurement et me redonnait beaucoup de vitalité et d'énergie, même si la rencontre avec moi-même pouvait être difficile. Je me sentais aussi plus sensible aux autres, comme si le fait de méditer avait aiguisé mes sens. Ma relation avec mes élèves en était améliorée. Chaque fois que je me penchais pour saluer Muktananda, j'avais maintenant l'impression que je me saluais, que je saluais ma divinité, mon être. Je sentais parfois un vent d'énergie balayer mon corps ; je me retournais pour regarder et c'était Muktananda qui pénétrait dans l'auditorium par la porte d'en arrière. Cela se produisait fréquemment, et chaque fois j'en étais étonnée. Je ne pouvais expliquer ces phénomènes mais je savais que je n'étais pas victime d'hallucinations. Je sentais véritablement un vent énergétique me balayer le corps. Son énergie était-elle si pure ? Si cet homme était si pur et si fort, pourquoi avait-il le corps qu'il avait ? Pourquoi avait-il mal au dos comme tout le monde ? Pourquoi avait-il eu des troubles cardiaques et du diabète, et pourquoi allait-il en mourir ? Je me posais ces questions et elles demeuraient sans réponses. Je pouvais tenter de faire des liens, sachant que selon son système de valeurs et de croyances, le corps n'était pas important. J'entendais dans le couloir de l'ashram que le maître avait la possibilité de neutraliser la « négativité » de ses disciples. Sans trop y croire, je voyais pourtant que Muktananda était tout aussi humain que ses disciples.

Ces réflexions me ramenaient à la phrase que j'avais souvent entendue pendant la session de formation avec Bob : « Vous n'êtes pas seulement votre corps. » J'avais si souvent entendu dire (par des rolfeurs, des méziéristes et bien d'autres thérapeutes corporels) que si notre corps est mal aligné, si le sacrum est déplacé, si la tête n'est pas dans son axe, nous ne sommes pas bien dans notre peau. Je regardais le corps de Muktananda et je constatais, avec mes yeux exercés de professionnelle, tous les problèmes qu'il pouvait avoir. Toutefois, cela ne diminuait en rien ce qui émanait de son être tout entier. C'était bon pour moi de vérifier l'expression qui veut que dans un corps sain se trouve un esprit sain : *Mens sana in corpore sano*. Est-ce qu'une personne en santé est nécessairement élevée spirituellement ? Non. Il est vrai que depuis le début de mon séjour à New York, j'en avais vu de tous les genres. J'avais rencontré des gens tout tordus, remplis d'arthrite, ce qui n'enlevait rien à ce qu'ils étaient, et j'avais vu des gens ayant des corps superbes, très « alignés », selon les critères de Mézières et d'Ida Rolf, mais qui avaient une conscience et des valeurs peu développées. À l'époque, cela avait soulevé chez moi une grande confusion, moi qui avais subi une transformation physique et psychique, moi qui croyais que l'un n'allait pas sans l'autre. Pourquoi des esprits sains pouvaient-ils exister dans des corps malades ? Pourquoi des corps sains possédaient-ils des esprits plus ou moins évolués ? Les mots de Bob me revenaient : « *You are not only your body. You are much more than that.* »

Il y avait là matière à réflexion et à observation. Je savais qu'il existait un lien entre le corps et l'esprit. Muktananda avait bien dit que même les mots que l'on prononce et répète quotidiennement peuvent être porteurs de maladies émotives et phy-

siques. Pour ma part, j'avais eu le genou gauche limité ; même
après trente rolfing et plusieurs mois de mézières, il n'avait pas
retrouvé une complète amplitude de mouvement et, de ce fait,
j'avais toujours le sacrum légèrement déplacé, l'omoplate gauche aussi et une déviation des vertèbres cervicales. C'était ma
réalité physique. Cet état enlevait-il une quelconque valeur à qui
j'étais ? Non, cela ne pouvait m'influencer que si je me laissais
influencer par la limitation physique que je constatais. Cela ne
me changeait pas : j'étais beaucoup plus que mon corps et ses
limites, beaucoup plus que les émotions douloureuses ou joyeu-
ses qui cheminaient en moi quotidiennement. J'avais avant tout
une essence, que pensées, émotions et manifestations pouvaient
brouiller ou laisser transparaître, mais non changer.

Muktananda m'enseigna la méditation. Il m'avait renseignée
sur le fonctionnement interne de l'âme, ce qui me rassura sur
la justesse de mon cheminement. Il fut pour moi un catalyseur
qui confirma la prise de conscience de mon être. Si je n'ai pas
encore intégré le gourou en moi, si je ne le traîne pas encore dans
ma vie, je vis tout de même selon ses préceptes. Avec lui je suis
partie à la reconnaissance de mon essence divine, essence qui
continue de se distiller en moi chaque jour et chaque minute de
mon existence.

CHAPITRE XV

Vers une méthode
de libération des cuirasses

*Je croyais à l'importance de travailler le corps mais
j'avais aussi vérifié personnellement l'importance de travailler
et de transformer la pensée pour atteindre le monde de mes
émotions et tenter de me défaire de ma cuirasse musculaire.*

C'est à New York que je commençai à mieux définir ma technique. Je passais beaucoup de temps à travailler et à réfléchir sur la façon dont j'approchais les gens, leurs douleurs, leurs tensions et leur relation insatisfaisante avec eux-mêmes et leur corps. Je lisais Wilhelm Reich, l'*Analyse caractérielle*[5], et je faisais beaucoup de liens avec ce qu'il avait observé et ce que je voyais moi-même chez mes élèves, surtout lorsque je les rencontrais individuellement. Je sentais que je cernais de plus en plus cette relation « corps = émotions = pensées » si importante pour moi.

Mon travail avec un élève ressemblait beaucoup à une « psychanalyse corporelle » en ce sens que je pouvais être attentive à tous ses mouvements. Toujours en dehors du champ de vision de cette personne, j'écoutais ce qu'elle disait et notais à quel point les mots qu'elle prononçait comportaient des liens avec les mouvements qu'elle accomplissait. Je tenais compte de tous les mouvements involontaires pendant l'exercice, mouvements qui sont d'une extrême importance, car ils expriment le langage spontané de l'organisme. Mes lectures sur les cuirasses musculaires m'aidaient à comprendre la profondeur de l'influence de l'antigymnastique non seulement sur la structure physique de l'individu mais aussi sur sa structure affective et corporelle. J'étais profondément émue par ce que je voyais : cette union étroite entre le corps et l'esprit que l'on retrouve dans la chair de l'individu. Grâce à mon expérience, je me sentais apte à suivre mon élève dans cette « psychanalyse corporelle ». Je faisais confiance à mon intuition autant qu'à l'organisme de la personne devant moi, j'étais attentive aux structures mentales et émotives, aux croyances profondes qu'elle pouvait exprimer involontairement. Je savais par expérience que le langage de l'élève, ce qu'il pouvait affirmer, son attitude par rapport à son corps, à sa santé et aux changements biologiques qui se produisaient, son attitude par rapport à la vie, à lui-même et aux autres, tout cela pouvait nuire à son organisme ou l'aider dans sa recherche de plus d'air, de plus de circulation, de plus de vie. Le corps et l'esprit savent comment se guérir ou se détruire. Je disais souvent à mes élèves, qui étaient surpris des transformations physiques qu'ils constataient : « Vous savez, le corps est très malléable, l'esprit l'est moins. »

À l'époque, je travaillais avec un rolfeur qui me demandait fréquemment de recevoir des clients avec lesquels il éprouvait quelques problèmes, surtout d'ordre psychologique. Le rolfing ne parvenait pas à débloquer certaines structures affectives ou physiques, soit parce que le rolfing était trop dur pour le corps ou trop direct pour l'esprit, soit parce que la personne conservait volontairement une structure physique déficiente pour se protéger affectivement. Les mouvements d'antigymnastique à la fois subtils, doux et profonds exigeaient seulement de se détendre, de s'abandonner, de respirer. J'avais l'impression que, moins agressants que d'autres techniques, ces mouvements réussissaient à pénétrer la cuirasse musculaire et à dénouer ou modifier les structures affective et mentale sous-jacentes. Je croyais aussi à mon rôle qui était d'encourager ces modifications. Mon intervention n'avait rien de contraignant ou d'agressant ; elle était faite de suggestions et d'encouragements. Je ne touchais pas mes élèves, je me contentais de leur parler pour guider leurs mouvements. Plusieurs personnes qui avaient reçu des massages de rolfing retrouvaient malgré elles d'anciennes postures. Celles qui n'avaient pas su changer leur attitude intérieure ou qui ne s'étaient pas débarrassés de leur cuirasse affective avaient tendance à reprendre des positions incorrectes et dommageables pour leur santé.

J'étais de plus en plus convaincue que mon travail consistait à guider l'élève pour l'aider à retrouver autre chose qu'une structure physique différente. Je voulais mettre en évidence la nécessité de développer une relation corps-esprit capable de le transformer sur les plans physique autant que psychique. Lorsque mon ami rolfeur parlait de mon travail à ses clients ou qu'il tentait de me recommander à certaines de ces personnes qui, selon lui, avaient besoin d'un guide, souvent la peur, l'indifférence, le retrait ou l'interrogation s'installaient sur leur visage. Elles souhaitaient généralement que je prenne en charge leur bassin ou leurs épaules plutôt que de s'en occuper elles-mêmes, préférant remettre leur corps entre les mains du spécialiste. Je comprenais leur attitude, car la responsabilité individuelle n'est pas la voie la plus facile. Le plus souvent, les personnes que j'avais comme élèves n'avaient plus tellement le choix. Il leur fallait consulter quelqu'un, car elles pouvaient difficilement fonctionner à cause de la douleur physique qu'elles éprouvaient, la tension continuelle, l'épuisement et le malaise qui était le leur dans la relation qu'elles entretenaient avec elles-mêmes.

Plus de femmes que d'hommes venaient consulter. Les hommes new-yorkais, plus ou moins ouverts à l'antigymnastique, préféraient le rolfing, le massage ou… le culturisme! Les femmes semblaient plus intéressées à se prendre en main. La plupart d'entre elles avaient l'avantage de croire en Dieu et cette foi les aidait à reconnaître leur pouvoir d'autoguérison. Elles possédaient le courage, la persévérance et la combativité: trois qualités indispensables à une démarche d'autoguérison. Cet état d'esprit, que je n'ai rencontré nulle part ailleurs, est typique des Américains et permet l'éclosion d'une multitude de thérapies nouvelles.

En raison du besoin que j'avais d'intégrer tout ce que j'avais vécu, vu et observé pendant les derniers mois, et parce que je désirais rester fidèle à ce que j'avais appris et vécu chez Thérèse, je décidai de voler de mes propres ailes. Je créai un premier atelier que j'intitulai « relation corps-mental ». Un deuxième « bébé » allait naître de cette synthèse neuf mois plus tard.

Une partie importante de mon processus d'autoguérison avait été de reconnaître et de transformer les pensées que j'entretenais sur mon corps, pensées que ma mère avait contribué à me mettre en tête. Cette prise de conscience m'avait permis de briser le cercle vicieux dans lequel j'étais enfermée. Je croyais à l'importance de travailler le corps mais j'avais aussi vérifié personnellement l'importance de travailler et de transformer la pensée pour atteindre le monde de mes émotions, et tenter de me défaire de ma cuirasse musculaire. L'intégration des deux modes de fonctionnement apportait des résultats spectaculaires en termes de transformation physique et psychique. J'avais été témoin, pendant ces six mois de formation, de transformations physiques notables chez les participants, sans qu'ils aient pour autant travaillé leur corps. En revanche, les personnes avec qui je travaillais l'antigymnastique et qui participaient à la formation avaient développé une conscience plus grande de leur corps et, par le fait même, du monde de leurs pensées et de leurs émotions. Cette conscience d'elles-mêmes les aidait à associer plus rapidement leur comportement à une situation donnée. Les autres étaient plus lentes parce que moins conscientes d'elles-mêmes à travers leur corps.

Selon moi, chacun de mes élèves devait prendre conscience du conditionnement qu'il avait reçu et intégré dans sa relation avec son corps. Il était souhaitable que les mouvements d'antigymnastique réussissent à déloger cet « empoisonnement mental » mais cela, je le savais, prendrait des années. J'aurais voulu réveiller plus rapidement la conscience des participants. Toutefois, la formule d'une heure et demie par semaine ne se prêtait pas à cette démarche. C'est pourquoi j'ai conçu un atelier intensif qui durerait un week-end.

En premier lieu, je voulais aider les gens à se détacher de leurs croyances limitatives vis-à-vis de leur corps et de celui de leurs parents. Ce serait parfois impossible, car je me doutais bien que certains d'entre eux n'étaient pas préparés à ce processus d'individuation. Une deuxième étape consistait à observer les effets du conditionnement psychosocial sur nos croyances qui, à leur tour, agissent sur notre physique. Je sentais, et cela m'a été confirmé par la suite, que cette prise de conscience donne aux gens un sens plus profond de ce qu'ils sont en tant qu'individus, d'où le calme que montraient certains de mes élèves lors des séances de travail corporel. Je pouvais certainement enrichir les participants par mon expérience et les guider dans une meilleure relation avec leur corps et, par le fait même, avec eux-mêmes. Il est très pénible de vivre dans un corps dont on a l'impression qu'il ne nous appartient pas, tout comme il est pénible de vivre une vie qui nous échappe. Pour se réapproprier sa vie, ne faut-il pas commencer par se réapproprier son corps ?

CHAPITRE XVI

L'approche globale du corps

*Je savais que ce n'est pas la méthode ou l'approche qui peut
guérir un individu mais que ce n'est que par lui-même qu'il
peut y parvenir. On ne peut amener une personne
à un stade où elle n'a pas envie de se rendre. On peut lui faire
découvrir les attitudes bénéfiques pour elle, mais c'est à elle
que revient le choix ultime d'y aller ou de ne pas y aller.*

À mon retour à Montréal, l'idée me vint de former des personnes qui travailleraient selon ma méthode. Je me sentais prête à prodiguer mon enseignement à des formateurs et il me semblait que j'avais fait le tour de ma démarche. Mon but était de promouvoir l'antigymnastique et l'approche que j'avais développée dans la relation corps-esprit. Je souhaitais que les gens qui demeuraient loin des grandes villes puissent aussi en profiter. Je voulais que cette méthode soit accessible aussi bien à la campagne que dans les grandes villes.

Je me mis à la recherche de personnes qui désiraient se guérir et aider les autres à le faire. Quand je parle de guérison, je pense bien sûr à l'amélioration de la relation d'amour que l'on a avec soi-même et avec les autres. Je cherchais des gens qui seraient prêts à ouvrir leur cœur et disposés à laisser aller leurs vieilles blessures afin d'en guérir. Ce que je désirais avant tout trouver chez mes élèves, c'était une ouverture du cœur. J'étais de plus en plus convaincue que la guérison du cœur ouvrait des voies de guérison au corps. Il fallait donc des personnes qui soient prêtes à entrer en contact étroit avec elles-mêmes, des personnes qui soient à l'écoute d'elles-mêmes, prêtes à se découvrir physiquement, mentalement, spirituellement et sur le plan émotif. Il était souhaitable que ces personnes aient déjà entrepris une démarche de croissance personnelle par l'antigymnastique ou quelque autre technique ; il importait qu'elles aient un grand sens de l'autodiscipline, le goût d'étudier l'anatomie, de travailler mouvements et exercices par elles-mêmes. Il leur fallait un sens aigu du professionnalisme, condition primordiale pour un thérapeute. Leur formation porterait d'abord sur elles-mêmes puis sur leur travail avec des gens. Car pour transmettre ma méthode, il fallait que chacun l'ait expérimentée personnellement.

J'appelai ma méthode «l'approche globale de l'être», car je tenais à souligner ma volonté d'atteindre l'être dans son essence profonde. Cependant, après réflexion et voyant que le mot «être» était associé le plus souvent au mysticisme, je l'appelai plutôt «approche globale du corps*». Cela correspondait à ce que j'avais à offrir aux gens. Je ne prétendais pas guérir une maladie ou changer leur structure physique, cela ne m'intéressait pas. Je savais très bien que la méthode ou l'approche était insuffisante pour guérir un individu et qu'il devait ne compter que sur lui-même. On ne peut conduire une personne là où elle ne veut pas aller. On peut l'aider à découvrir les attitudes intérieures qui lui seront bénéfiques mais c'est uniquement elle qui peut choisir jusqu'où elle désire se rendre.

À la fin de cette première session de formation, je pris conscience de la profondeur de mon approche. Pendant sept mois, je l'avais transmise à mes élèves, en majorité des femmes. Chacune l'avait intégrée selon sa propre personnalité et c'est en la personnalisant qu'elle allait la transmettre. Je faisais confiance à mes élèves, car je savais qu'elles avaient compris cette subtilité.

---

* Cette méthode, que j'enseigne toujours, s'appelle maintenant «Méthode de libération des cuirasses».

Chacune était consciente de la nécessité d'une transformation physique et psychique. Elles avaient toutes progressé dans l'ouverture aux autres et dans l'acceptation de qui elles étaient. J'étais certaine que cette transformation transpirerait dans leur travail avec les autres. Elles n'avaient pas seulement vécu un apprentissage technique mais aussi un apprentissage d'amour.

Ma formation terminée, je partis immédiatement pour Los Angeles où j'allais suivre un stage avec les docteurs Stéphanie et Carl Simonton*. J'avais hâte d'apprendre à mon tour, d'être l'élève plutôt que le professeur. Les trois premiers jours réunissaient tout un monde : thérapeutes, psychothérapeutes, médecins, patients cancéreux et membres de leur famille. Les docteurs Simonton nous expliquaient et expérimentaient avec nous leur méthode thérapeutique. Nous devions, comme soutien thérapeutique, faire les différents exercices qu'ils proposaient à leurs patients tels :

• établir un plan de santé (sport, nutrition, relaxation…) ;
• examiner les buts que nous nous proposions d'atteindre à court, moyen et long terme ;
• pratiquer l'imagerie sur le cancer ;
• expérimenter notre capacité de jouer.

Ces trois jours étaient un préalable pour les thérapeutes qui voulaient suivre une formation plus approfondie. Suivait une session intensive de six jours sur l'approche thérapeutique du cancer animée par Stéphanie et Carl Simonton. Ce fut pour moi très important, car j'en vins à comprendre et à intégrer une dernière partie du processus d'autoguérison, la rechute.

La rechute était une étape que je n'avais pas encore maîtrisée dans ma vie personnelle. J'avais eu, depuis quelques années, des rechutes d'arthrite rhumatoïde qui avaient duré entre vingt-quatre et quarante-huit heures, et qui m'avaient toujours terrorisée. Elles n'avaient pas réussi à mettre en doute ma guérison, mais elles avaient été suffisamment graves pour susciter des hésitations et des interrogations. Je pris conscience, lors d'une visualisation,

---

* Carl Simonton *et al.*, *Guérir envers et contre tout*, Paris, Épi, 1982.

que je n'avais jamais voulu faire un examen sérieux de mes rechutes. Je les oubliais rapidement, sans doute volontairement. Après avoir passé trois ou quatre jours à étudier la psychologie du cancer et les outils utilisés par les Simonton, nous étudiâmes la relation avec le patient cancéreux. Premièrement, la façon dont nous, thérapeutes, pouvions réagir devant la rechute d'un patient et, deuxièmement, la façon dont nous pouvions réagir devant sa mort. Pour approfondir le premier thème, nous imaginâmes le scénario suivant.

Un client se présentait et nous annonçait que les médecins venaient de découvrir d'autres métastases dans son organisme. Il paniquait.

Nous devions alors analyser, toujours à l'aide de l'imaginaire, nos réactions devant une pareille situation et notre façon d'intervenir. C'est alors que je sentis monter en moi une immense tristesse : je revivais ma dernière rechute d'arthrite, un mois auparavant. Je ressentais intérieurement toute la peur et l'affolement de cette journée où, subitement, je ne pouvais même plus marcher tant mes genoux me faisaient mal. En revoyant en esprit ma rechute, même si l'émotion m'étreignait, j'observai ce qui se passait. Je pouvais comprendre : premièrement, la panique qui s'était emparée de moi ; deuxièmement, comment le fait de parler de ma peur avec mes amis les plus proches m'avait soulagée ; et troisièmement, la cause de ma rechute.

Lorsque la séance de visualisation se termina, j'étais apaisée. Je sentis que je venais d'approfondir le processus d'autoguérison. Je constatai que la rechute est là pour nous faire comprendre que la guérison est une démarche lente et continue qui s'intègre dans la vie de tous les jours. Ce n'est pas quelque chose de définitif ; il faut analyser ce qui a pu provoquer la rechute et, partant de là, prendre les moyens pour changer les pensées ou les situations qui amenèrent cet état de « non santé ». Je commençais à saisir que pour être bien dans tout processus relié à la condition humaine, que ce soit guérir, être en relation avec quelqu'un, apprendre un nouveau métier ou une nouvelle technique, il faut accueillir l'inconnu et accepter l'insécurité qui l'accompagne.

L'atelier consacré à l'imagerie mentale était dirigé par le Dr Carl Simonton. Dès le début, il prononça une phrase qui me marqua : «Votre santé dépend de la façon dont vous menez votre vie et la façon dont vous menez votre vie dépend de vos croyances.»

J'étais estomaquée : le Dr Simonton parlait de croyances ! Tout ce que j'entendais était la confirmation non seulement de ce que j'avais vécu mais aussi de ce que j'enseignais, de ce que je transmettais aux gens. Je n'étais donc pas la seule à penser que le système de croyances pouvait transformer la réalité physique, émotive et mentale. Cette confirmation arrivait à point nommé. Car en dépit de la conviction que j'avais de me savoir sur la bonne voie, je me sentais marginale. Or, voilà que je rencontrais d'autres gens qui, comme moi, soutenaient ce que je pressentais, eux qui avaient dix années d'expérience dans le domaine. Cela me fit un bien immense. Le Dr Simonton avait expérimenté ce qu'il nous transmettait, utilisant son propre corps comme laboratoire vivant, essayant différentes formes de méditation et de relaxation. Tout ce qu'il nous disait contenait une touche personnelle ; il nous faisait part de sa recherche continuelle d'équilibre.

L'atelier avait pour thème l'apprentissage de l'imagerie mentale dans le traitement du cancer. Cela tombait bien pour moi qui avais tant expérimenté cet outil thérapeutique dans la guérison. Il parla de ses découvertes, de la forme d'imagerie qu'il utilisait et aussi de la façon de procéder avec les cancéreux. Il expliqua comment il utilisait les traitements de chimiothérapie et de radiothérapie, comment il les introduisait dans l'imagerie, comment il faisait intervenir le système immunitaire. Nous regardâmes une bande vidéo montrant une séance de thérapie. Nous pûmes observer comment les patients utilisent l'imagerie et prennent des détours inconscients pour la saboter. Le Dr Simonton nous incitait à découvrir comment l'imagerie du patient reflète l'état d'âme dans lequel il se trouve. Voici des exemples.

- Difficulté à voir sa tumeur diminuer : signe que le patient n'y croit pas ou qu'il tient encore à sa tumeur.
- Difficulté à voir ses globules blancs agir en force ou difficulté à rendre ses globules blancs agressifs : signe que le patient croit plus ou moins en son pouvoir de guérison.

J'étais fascinée par le travail de cette équipe et je pressentais que leur expérience pouvait m'apporter beaucoup. À la fin de la journée, je me décidai à poser une question qui me brûlait les lèvres depuis le matin. J'avais lu, dans des livres portant sur l'imagerie mentale, l'explication physiologique des mécanismes par lesquels elle agit sur le corps humain. Je voulais quand même poser la question, m'attendant à en apprendre davantage. Sa réponse me laissa pensive ; il me répondit : « Pourquoi cela fonctionne ? Je ne sais pas. Il existe différentes théories sur le sujet, mais moi je ne connais vraiment pas ces phénomènes qu'on ne devrait même pas chercher à comprendre. On ne devrait pas chercher à tout comprendre au sujet de la relation corps-mental. »

J'étais à la fois déçue et contente ; déçue parce que je m'attendais à une belle réponse scientifique, et contente, parce que sa réponse confirmait mon intuition : on sait que cela fonctionne et c'est ce qui est important. Je me répétais intérieurement : « Ne cherche pas à tout comprendre, Marie Lise, tu ne peux pas tout comprendre. »

CHAPITRE XVII

Les pôles de la guérison

Tout processus de guérison doit se faire en étroite collaboration
avec le corps et, par le fait même, avec l'inconscient. Le corps
ne ment pas et en tout temps l'individu qui est sur la voie
sacrée de la guérison doit pouvoir s'appuyer sur un réseau
d'énergie physique et psychologique qui permet l'introspection
et la libération des cuirasses physiques, affectives et mentales.

Je reprendrai à présent des idées déjà abordées dans les chapitres précédents. Ces répétitions sont nécessaires à la bonne compréhension de mon approche thérapeutique. Je parlerai aussi des transformations que j'ai eu l'occasion d'observer chez mes clients en thérapie individuelle ou dans des séances régulières d'antigymnastique. Il faut dire que je ne traite pas que les personnes malades, j'ai aidé des gens atteints de cancer, d'arthrite et aussi des athlètes.

Les pôles de la guérison

Pour moi, la guérison s'articule bien au-delà du triangle d'équilibre corps-émotions-pensées dont j'ai déjà parlé. La guérison est liée à la libération de l'énergie fondamentale de l'être. Pour que la guérison ait lieu et prenne son assise dans le corps et la psyché, la personne malade doit entrer en contact avec ce qu'elle a de plus profond en elle. Elle doit connaître ses zones d'ombre et de lumière, ce qui lui permettra de libérer ses mécanismes de défense et de replis sur elle-même. En libérant ce qui est cristallisé dans la psyché et le corps, la vie reprend son cours. Tout processus de guérison doit se faire en étroite collaboration avec le corps et, par le fait même, avec l'inconscient. Le corps ne ment pas et en tout temps l'individu qui est sur la voie sacrée de la guérison doit pouvoir s'appuyer sur un réseau d'énergie physique et psychologique qui permet l'introspection et la libération des cuirasses physiques, affectives et mentales.

Le monde des pensées

L'univers mental est ce qui nous distingue de l'animal. C'est cet univers qui nous permet de fonctionner et d'exister en tant qu'êtres vivants et intelligents. L'univers mental est formé de toutes sortes d'images, de souvenirs, de pensées et de croyances à travers lesquels il se manifeste et qui peuvent être plus ou moins positifs, plus ou moins négatifs. Lorsque notre esprit est libre de pensées ou de sentiments négatifs, il reflète la beauté intérieure, celle de notre être profond.

L'univers mental est multiple; il est selon moi principalement constitué de trois niveaux. Il comprend d'abord les pensées ordinaires, c'est-à-dire les pensées de tous les jours, celles qui nous servent à agir de façon concrète et qui nous permettent de fonctionner au quotidien. C'est là un premier niveau. À un deuxième niveau se développent des pensées moins « innocentes »; elles sont positives ou négatives et colorent la trame des jours. Elles sont faciles à reconnaître et, par conséquent, nous avons le choix de nous laisser ou non influencer par elles. Une pensée négative est limitative et restreint notre expérience de vie. Une pensée positive, elle, agrandit notre champ de perception de la réalité. Elle entretient chez nous l'espoir, le désir d'évolution. Elle nous fait voir la vie de façon positive et nous donne accès à tout. Sans ces pensées positives, il nous est difficile d'entreprendre quelque démarche que ce soit. À un troisième niveau, parfois conscient mais plus souvent inconscient, existe un système de pensée qui détermine et façonne notre personnalité, notre manière d'envisager la vie; ce sont les croyances.

Une croyance possède des racines profondes et souvent lointaines qui influent sur notre façon de voir les choses. Il peut même arriver que nous déformions la réalité pour l'adapter à nos croyances. Par exemple, je peux me dire «je ne mérite pas l'amour» et agir comme quelqu'un qui ne mérite pas l'amour. Je peux aussi ne pas avoir beaucoup de gens qui m'aiment autour de moi et dire «j'ai raison de penser que je ne mérite pas l'amour, je regarde autour de moi et je constate que personne ne m'aime». Il peut même arriver que je nie l'amour que l'on me manifeste tellement cette conviction est tenace, tellement j'y crois et demeure convaincue de sa réalité.

Quelles sont ces croyances? Ce sont quelquefois des jugements que j'ai portés alors que j'étais jeune sur moi ou sur les autres. Ou bien ce sont des idées influencées par le conditionnement social, familial, scolaire... On vous a peut-être déjà dit par exemple: «Tu es trop sensible, tu es fragile, il faut te méfier des gens.» Et peut-être avez-vous vécu avec toutes ces idées sans jamais oser les remettre en question, jusqu'au jour où vous avez pris conscience qu'elles limitaient vos comportements et vos relations avec vous-même et avec les autres. Toutes les croyances limitatives en attirent d'autres, analogues, qui forment parfois un filet autour de la croyance première. L'identification d'une croyance crée un trou dans le filet et permet éventuellement d'en détecter d'autres.

Assez souvent, le système s'organise autour d'une croyance de base. Celle-ci est bientôt renforcée par des idées secondaires qui y sont associées, qui sont souvent des conséquences de la croyance première. Voici un exemple d'un tel système: «Je suis une personne fragile, je ne peux donc pas voyager; je ne peux pas faire ceci ou cela, car je suis trop fragile. Il faut que je soigne continuellement mon alimentation, donc je ne peux pas aller au restaurant ou aller souper chez des amis, parce que si je n'ai pas tel nombre de protéines requis par repas, je ne me sentirai pas bien, vous le savez, je suis une personne fragile; c'est ce que ma mère me dit depuis mon enfance. Mais oui, c'est vrai, parce que l'autre jour je n'ai pas bien mangé et j'ai attrapé une grippe. Vous voyez à quel point je suis fragile...» C'est là un système associé à la croyance de base «je suis une personne fragile».

N'est-ce pas exténuant ? En cherchant à transformer les idées secondaires comme « je ne peux pas voyager » ou « je ne peux pas aller manger chez telle personne », on en vient souvent à découvrir la croyance profonde qui sous-tendait toutes les autres. Car même si les idées secondaires demeurent puissantes, elles sont souvent ancrées moins solidement que la croyance de base, et il est parfois plus facile de s'attaquer à elles pour modifier une croyance.

Le monde des émotions

Le monde des émotions est étroitement relié à l'univers mental. Une émotion est nécessairement associée à une croyance, une expérience, une conclusion ou une décision intérieure. Il n'est pas toujours facile, lorsqu'on est aux prises avec une émotion, d'identifier la croyance, le système de croyances ou les images qui la sous-tendent. En revanche, j'ai observé qu'en devenant plus sensible à nos émotions, il nous est souvent plus facile de retrouver l'image, l'expérience ou la croyance qui les a suscitées. Malheureusement, on craint souvent d'affronter une émotion : on ne se sent pas bien, sans trop savoir pourquoi. Il est par ailleurs impossible, lorsqu'on est coupé depuis longtemps de ses sentiments, d'identifier clairement ses états émotifs. Une personne peut se limiter à un système de croyances et agir de la même manière en se limitant sur le plan émotif. J'ai rencontré au cours de ma pratique des gens qui étaient profondément tristes depuis dix, quinze, vingt ans. Ils souriaient fréquemment, mais je me rendais compte de la tristesse profonde, stagnante, qu'ils éprouvaient, souvent inconsciemment, depuis des années. J'ai aussi traité des gens qui, sous des apparences de douceur, étaient remplis de colère. En remontant ma spirale de guérison, je me suis butée moi-même à une première couche d'émotions que la tristesse avait cristallisées. Pendant plusieurs mois ensuite, j'ai éprouvé de la colère et ce n'est que quelques années plus tard que j'ai pu abandonner la haine profonde et mêlée de ressentiment que je nourrissais.

Si les émotions que nous ressentons étaient exprimées librement et naturellement, nous serions plus détachés mentalement et sur le plan émotif. Nous avons tendance à réprimer nos émotions pour faire place à la raison. Par exemple, supposons qu'une situation me mette en colère, mais que je ne l'exprime pas, car je pense que la colère est néfaste. Je vais contenir cette colère et elle va bientôt se retourner contre moi. Lorsque des jugements se mêlent à mes émotions, je m'éloigne de sa source et y ajoute une autre dimension, car les jugements que je porte sur mes émotions sont eux-mêmes émotifs. Ainsi, au lieu d'exprimer ma colère, je m'enferme dans la tristesse. À cause des jugements que je porte sur ma colère, je deviens triste d'être en colère. Imaginez un peu la confusion intérieure qui en découle. Les jugements que je porte sur ma colère peuvent même l'aggraver et m'éloigner encore davantage de la source première de cette émotion ; c'est alors une escalade dans le monde des sentiments. J'ai parfois rencontré des gens qui portaient un jugement sur les jugements qu'ils avaient eus à propos d'une émotion première. J'appelle cela un sentiment au troisième degré.

Il est important de s'interroger sur la façon dont on considère ses émotions. Prenons un autre exemple. Si votre éducation a fait de vous un être doux et aimable, vous pensez que certaines émotions, dont l'agressivité et la peur, sont des émotions négatives. En conséquence, chaque fois que vous éprouvez de l'agressivité ou de la peur, vous avez tendance à contenir ces émotions, à les étouffer, elles et toutes les pensées qui les sous-tendent. Non seulement vous refoulez ces émotions mais vous les jugez. Elles se retournent alors contre vous et recouvrent votre émotion première de sentiments additionnels qui ont souvent la couleur de la culpabilité et de la haine de vous-même.

Dans mes ateliers je propose un exercice aux participants : je leur demande de répondre par écrit aux questions suivantes : « Qu'est-ce que je pense de moi quand je ressens de la tristesse ? De la colère ? De la peur ? De la joie ? » On peut aussi modifier la question de départ et se demander comment on réagit devant quelqu'un qui vit de la joie, de la tristesse, de la colère ou de la peur. Il arrive souvent que les réactions face aux autres reflètent les réactions que nous aurions eues dans une situation donnée.

Les émotions modifient l'équilibre chimique du corps et libèrent des hormones dans le sang. Les émotions font partie intégrante de la vie, on ne peut vivre sans elles. On peut cependant apprendre à les utiliser. Nous avons le choix de les accepter ou de les nier. Mais nier ou refouler ses émotions ne peut aucunement les neutraliser, car elles continuent à agir sur nous. Le seul fait de désirer être plus conscient et de vouloir nous prendre en main peut produire suffisamment d'énergie pour amorcer un processus de transformation. Voici ce que je dis à mes élèves à ce propos : « N'ayez pas peur de vous réveiller et de regarder de quoi vous êtes faits. Personne ne peut le faire à votre place. Vous seuls avez ce pouvoir. Vous pouvez croire qu'être en santé, c'est être continuellement joyeux, rationnel, gentil et bon, et que cela ne permet pas de montrer sa déception, de pleurer ou d'être en colère. Cette croyance à elle seule peut vous amener à nier les mouvements spontanés et naturels qui font partie de votre personnalité. Être en santé, c'est s'aimer tel que l'on est, dans tous les moments successifs de sa vie, que ce soit lorsque l'on est en colère, heureux, malheureux, triste, rieur, fou, logique, rationnel, intuitif, créatif. C'est s'aimer avec ses faiblesses, son manque d'amour de soi et des autres, ses refus de s'ouvrir, son plaisir à le faire. On ne peut aspirer à une vie spirituelle intense, on ne peut accéder au bonheur en niant la nature de ses émotions, de ses pensées et de sa réalité physique. N'ayez pas peur de ce qui surgit en vous : émotions, pensées, images, douleurs, plaisirs… Donnez-vous la permission de vous percevoir. Soyez votre propre laboratoire. Vous craignez de ne pas pouvoir cesser de pleurer si vous vous laissez aller à votre tristesse ? Si c'est le cas, c'est qu'il est grand temps que vous laissiez jaillir votre tristesse. »

J'ai souvent travaillé avec des gens submergés par un sentiment profond qu'ils ont cherché à refouler. Je leur propose alors de consacrer à l'émotion refoulée un moment de leur journée — ne serait-ce que dix minutes — pour leur permettre de la vivre pleinement. Cette émotion reçoit alors l'attention dont elle a besoin et cesse progressivement de s'imposer. Je leur dis : « Permettez-vous d'être triste ou en colère une heure par jour et puis continuez votre journée. Et si l'émotion revient en force, parlez-lui et dites-lui que demain, à une heure que vous précisez, vous avez rendez-vous avec elle. Revenez ensuite à vos tâches quotidiennes. »

Le monde du corps

On considère souvent que l'univers mental se limite à ce qui se passe dans la tête et qu'il n'a aucune influence sur le corps. Par exemple, qui pourrait imaginer qu'une pensée ou un souvenir puisse continuer de vivre dans le coude, le genou ou l'orteil ? Pourtant, quand on fait l'expérience de l'antigymnastique, du rolfing ou du mézières, on se rend compte que beaucoup de pensées et d'émotions sont inscrites dans le corps. Les gens croient généralement que les idées ont peu de rapports avec le corps : le corps est physique, les idées ne le sont pas. Un travail corporel en profondeur révèle que le corps n'est pas seulement un outil ou le réceptacle de l'esprit, mais qu'il est l'incarnation de ce dernier. Notre corps, le corps que nous avons, est l'expression de ce que nous sommes intérieurement. Si je pense « j'ai peur des autres », mon corps trahira cette pensée ; si je crois profondément que les gens qui m'entourent sont là pour me faire du bien, mon corps sera plus épanoui.

Notre corps a sa vie propre et sa conscience ; il grandit suivant sa propre nature, tout comme une fleur. Il sait comment se guérir — mais encore faut-il le laisser agir. C'est pourquoi je ne cesse de répéter à mes élèves en quête de mieux-être : « Aimez votre corps, donnez-lui de l'attention, de l'amour, aidez-le à se guérir, à vous guérir. »

Lorsqu'on s'engage dans un travail corporel qui va en profondeur, il arrive qu'un problème qu'on croyait avoir réglé au moyen d'une thérapie verbale resurgisse. C'est que le problème n'était pas réglé jusque dans la chair. Il faut alors revivre les mêmes émotions, les mêmes mots, les mêmes images qu'en thérapie verbale. Mais ici, c'est le corps qui travaille et le problème que l'on avait identifié auparavant possède un point de correspondance avec les épaules ou le dos… Partout, dans notre corps, dans notre dos, dans nos fesses, dans nos épaules, dans nos bras, dans nos hanches, nos jambes et nos pieds, sont enregistrées des croyances, des émotions et des images dont nous n'avons pas pris conscience. Des événements auxquels on ne pense plus, des jugements qu'on a portés dans sa jeunesse, des souvenirs heureux et malheureux, des attitudes profondes apparaissent lorsque le corps travaille, lorsque les muscles du bassin se détendent, lorsqu'on étire ou allonge les jambes, qu'on assouplit les pieds, qu'on sent vraiment le sol ; tout cela fait tranquillement resurgir à la conscience ce qui était là et qui nous empêchait de nous sentir enracinés dans le sol, d'avoir des épaules détendues, une cage thoracique ouverte, des hanches souples, des jambes et des pieds qui nous supportent bien.

Les étapes qui mènent à la conscience du corps sont différentes pour chacun. Certaines personnes le vivent petit à petit, de semaine en semaine. D'autres n'éprouvent rien pendant quelques semaines et tout à coup, elles se sentent profondément transformées. Leur corps, leur personnalité, leurs attitudes vis-à-vis d'elles-mêmes et vis-à-vis des autres ont changé. D'autres encore observent en elles des changements non pas physiques mais psychiques, se mettant à vivre ou à ressentir des émotions jamais éprouvées auparavant. Certaines n'éprouvent rien mais leurs amis ou leurs parents leur font remarquer des changements. À ce moment de leur transformation, certaines personnes retournent en thérapie psychologique pour finir de régler leurs problèmes ; d'autres continuent simplement à suivre la méthode de l'antigymnastique. Généralement, une personne qui a déjà entrepris un travail sur son corps possède un outil précieux : elle sait qu'elle peut laisser circuler les émotions ou les pensées qui sont en elle et continuer à travailler la partie de son corps où s'est incrusté le mal, où s'est logé le problème, pour finalement la libérer à tout jamais de cette mémoire corporelle.

Tout travail corporel se déroule de façon différente pour chacun, rejoignant l'individu dans son corps, son esprit et ses émotions. Il semble pourtant se dégager des étapes par lesquelles passent toutes les personnes qui décident d'entreprendre ce genre de démarche.

Les étapes de la guérison

J'ai appelé la première étape, la découverte. C'est le moment où l'élève prend contact avec son univers intérieur. Vient ensuite une phase d'épuration, de recherche d'harmonie qui enclenche le processus de transformation. Commence alors une période d'attente qui aboutira à une transformation plus palpable, l'intégration. Le passage d'une étape à l'autre n'a rien de linéaire. Le processus de transformation ou de travail sur soi s'inscrit d'abord dans les couches plus superficielles de l'être et atteindra progressivement des couches plus profondes. À chaque niveau pourront se succéder ces phases.

La découverte

La personne qui commence le travail corporel doit aller à la rencontre de son corps; elle découvre ses points de tension, les parties gelées, étouffées, difficiles à travailler, et celles qui sont faciles d'accès parce que plus ouvertes, plus malléables. La rencontre est parfois heureuse, parfois douloureuse. Tout est nouveau. On éprouve des sensations de bien-être, de circulation d'énergie, d'ouverture, d'espace. On découvre les possibilités merveilleuses de son corps, on a envie de l'habiter. On apprend à connaître sa réalité physique, le « comment » de son corps, la souplesse ou la raideur de ses muscles, la beauté de sa cage thoracique qui s'ouvre, la profondeur de sa respiration libérée, la grandeur de ses pieds enracinés au sol. C'est une rencontre capitale et il nous importe peu qu'elle comporte des moments difficiles.

En fait, commencer un travail corporel met en marche un long processus; ce sont les premiers moments d'un apprentissage d'acceptation de soi, de laisser-faire, d'abandon et d'amour de soi. Ce sont aussi les premiers moments d'une reconquête du corps et de son être. Ces découvertes comportent cependant des moments de douleur ou de frustration, comme lorsqu'une région du corps ne veut pas s'ouvrir ou ne veut pas bouger comme on le désire. C'est alors que les jugements surgissent, et parfois brutalement. On se trouve trop raide, on n'accepte pas la douleur qu'on rencontre à peu près partout, on ne peut pas croire qu'on soit aussi mal en point. C'est à ce moment que certaines personnes abandonnent; elles ont peur de ce qu'elles pourraient découvrir et elles ne se sentent pas prêtes à vivre la douleur toujours possible.

En effet, lorsqu'on commence un travail d'antigymnastique, on est invité à la rencontre de son corps « cet inconnu ». Un long travail d'exploration et de recherche commence, un travail lent, qui se fera le plus souvent dans la solitude. Le thérapeute sert ici de guide et, tout au long du processus, il aidera le participant à cheminer dans ce travail, car il sait percevoir, pour l'avoir vécu sur lui-même, les différentes étapes de cette découverte dans ses multiples dimensions.

La durée de cette première étape varie d'un individu à l'autre et dépend de la relation qu'on entretient avec son corps. L'acceptation de soi, la confiance dans le travail entrepris et le désir de se connaître facilitent grandement le processus. C'est par ce « voyage » que la personne découvre le lâcher prise ainsi que l'intelligence musculaire de son corps, et qu'elle apprend à travailler non pas avec sa tête mais avec son corps.

La rééquilibration

Après la découverte débute le déblayage, c'est-à-dire l'élimination de tout ce qui a été accumulé et qui nuit au bien-être corporel. Notre corps a en effet ses cuirasses ; elles se sont formées à partir d'attitudes et de comportements mentaux, émotifs ou physiques qui ont tous une résonance dans notre corps. Ainsi, l'utilisation inadéquate du corps, l'usure causée par des activités sportives ou professionnelles, la mauvaise posture, rendent certains muscles plus rigides, à la longue, et ont pour effet de figer les articulations dans des positions incorrectes. Nous avons tous des cuirasses, personne n'y échappe. Les cuirasses étouffent l'énergie vitale qui circule en chacun de nous, ralentissent la circulation dans certaines parties du corps et bloquent la vie en l'emprisonnant. Des surplus d'énergie s'accumulent alors à certains endroits tandis que d'autres parties perdent leur vitalité. On peut facilement localiser les stases dans un organisme. Ces régions ne respirent pas, la peau y est décolorée, tirée, non vivante, des tissus adipeux et la cellulite s'y logent ; les membres manquent aussi souvent de souplesse, s'infectent plus facilement et sont plus sensibles à la douleur, à l'inflammation, aux sensations de froid ou d'engourdissement. Souvent les gens expriment leurs malaises de cette manière : « Je me sens gelé dans cette partie de mon corps. » D'après moi, toute zone corporelle malade est cuirassée ; l'énergie de vie n'y circule plus. Les cellules des tissus y sont mal nourries, l'échange des liquides interstitiels s'y fait mal et le tissu n'est pas assez irrigué par sa lymphe, par le sang et par l'énergie du système nerveux central.

Le travail corporel, grâce au mouvement, réveille tranquillement la région atteinte, la fait bouger, la fait respirer et favorise ainsi une meilleure circulation sanguine, une meilleure circulation énergétique, créant par le fait même des fissures dans la cuirasse. La partie qui travaille cherche alors à s'ouvrir. Les parties où l'énergie circule mieux deviennent plus mobiles et provoquent un mouvement de vie dans les cuirasses. Ce mouvement de vie n'est pas toujours apprécié, car il se manifeste parfois par des réactions relativement désagréables. Ainsi, un mouvement d'étirement des bras amènera de la douleur dans la cage thoracique ou entre les omoplates. Un mouvement d'étirement des jambes occasionnera des tremblements dans les cuisses, un mouvement d'ouverture du bassin produira une sensation de chaleur dans le bas du dos. Ces réactions sont normales : elles révèlent que l'organisme retrouve la vie. Une réaction peut parfois se manifester en deux temps. Ainsi, une période de travail peut s'accompagner de sensations agréables qui deviendront douloureuses deux jours plus tard. Ce sont des réalités que je ne cesse d'observer chez mes élèves. La cuirasse se fissure, s'ouvre et se referme, ce qui est naturel ; le corps utilise des mécanismes de défense en dehors de la volonté de l'individu. Le corps fait le travail sans attendre la permission de son « propriétaire ». Il peut arriver qu'une personne désire interrompre le processus ; elle en a assez des réactions désagréables qui se manifestent dans une partie du corps. Mais le corps poursuit le travail et l'énergie fait son chemin dans la cuirasse. C'est à ce moment que l'élève apprend qu'il ne peut pas tout contrôler avec sa tête et qu'il doit accepter ce qui est, accepter son corps en action ou en réaction.

Il arrive que la cuirasse se referme brutalement, avant de se rouvrir définitivement. J'appelle cela le retour en force de la cuirasse. C'est une étape qui donne lieu à des réactions frappantes. L'individu va très bien, il a complètement oublié ses douleurs, mais elles réapparaissent subitement. Il a alors le sentiment de « régresser », de retourner en arrière. La partie qui s'était ouverte cherche à se refermer complètement. C'est le dernier combat des résistances. La partie en question va se contracter une dernière fois pour finalement céder au bien-être. Puis le bien-être s'installe, mais toute la région traitée va demeurer un point sensible du corps, un point plus fragile où les déséquilibres se manifesteront les premiers.

À chacune des régions cuirassées est associée une structure affective et mentale qui avait aidé la cuirasse à se construire ; c'est elle qui se révèle à la conscience par le biais d'images, de flashes et parfois même de rêves. La rééquilibration touche aussi cette structure et provoque une transformation de la personnalité. Cela peut être apeurant ou merveilleux, tout dépend de la relation que l'on a avec soi et de son évolution personnelle ; tout dépend aussi de sa confiance en la vie. Il est évident que ce processus de nettoyage peut effrayer celui qui s'identifie totalement à son histoire : on a parfois peur de ne plus se reconnaître.

• Qui suis-je, sans ma vieille peau ?
• Qui suis-je, sans mes douleurs ?
• Qui suis-je, sans ma vieille colère refoulée ?
• Qui suis-je, sans ma tristesse chronique ?

Pourtant, le corps ne fait qu'émerger à la vie. Il sait où il va. Il sait comment se guérir et, si on lui en donne la chance, il va s'orienter lui-même, faire remonter à la surface les sensations affectives et mentales qui limitaient son fonctionnement. S'il découvre la respiration, il va tenter de la retrouver. On oublie souvent combien le corps est vivant et comment, à l'image de la vie, il progresse.

Parfois, un guide ou un thérapeute s'avère nécessaire ; il peut rendre le travail plus accessible et aider une personne à franchir cette étape où elle quitte sa vieille peau pour une nouvelle. Il pourra favoriser la prise de conscience des pensées profondes et leur « mise en circulation » en créant un climat qui va aider la personne à prendre conscience de sa propre individualité, sans culpabilité, afin qu'elle puisse cesser de s'identifier aux pensées profondes qu'elle entretenait depuis si longtemps. Pour avoir lui-même vécu ce genre de passage, le thérapeute pourra avoir la compassion et l'empathie nécessaires au patient. Il saura reconnaître les signes avant-coureurs de la transformation et amener son client à exprimer les émotions qu'il ressent sans doute plus ou moins clairement. Il pourra aider la personne à découvrir qu'il y a plus en elle que ce à quoi elle s'était jusqu'alors identifiée, l'amener à prendre conscience de son essence et lui permettre d'exprimer sa nature profonde.

La transformation

Une fois la rééquilibration bien entamée, s'installe petit à petit la transformation. C'est une étape extraordinaire. L'individu a pris conscience de son corps et de son histoire ainsi que des attitudes mentales qui sont à l'origine de ses blocages corporels. Sa personnalité se modifie peu à peu, à mesure que le corps change. Il commence à avoir une image de ce qu'est sa nature profonde par ce corps dont il a repris possession. Il puise de plus en plus à son énergie fondamentale. Il se sent plus fort dans sa démarche. On entend alors des phrases telles que : « Je ne me reconnais plus (cela dit avec joie, car l'insécurité est chose du passé) », « L'autre jour j'ai réagi de telle façon ; d'habitude mon comportement était... », « Je me suis surprise moi-même à... » ou « J'ai pris conscience que je ne voulais plus adopter telle attitude et je ne le fais plus » ou encore : « Ma tête veut encore mais mon corps, lui, ne veut plus se faire violence, il me dit c'est assez. » Toutes ces phrases sont pour moi le signe que la transformation fait son œuvre.

Le corps commence à fonctionner selon sa propre intelligence. Il sait ce qui est bon pour lui. Le corps montre le chemin du bien-être. L'individu est alors comme un enfant qui découvre quelque chose de nouveau. Il se sent mieux et il a envie de le communiquer à la terre entière. Il vit des moments de jubilation, d'euphorie et d'extase, car il puise de plus en plus dans son énergie fondamentale. Retrouver cette énergie lui procure des moments sublimes de joie profonde.

La transformation ne se fait pas entièrement. On aura toujours tendance à utiliser les patterns et les attitudes auxquels on a eu recours dans le passé. Il ne peut pas en être autrement ; l'individu retourne vers ce qu'il connaît. Mais il a commencé à expérimenter de nouvelles voies, de nouvelles façons qui, peu à peu, vont s'imposer. Le corps et sa nature profonde ont en effet commencé à créer une nouvelle mémoire. Ce sont des retrouvailles avec un sentiment profond de son identité, comme si le corps et l'être se souvenaient de... Cette connaissance de soi peut sembler nouvelle mais l'individu découvre en même temps qu'il se retrouve là où il s'était quitté.

Ce temps de retrouvailles et de transformation donne à l'individu un nouveau pôle, de nouvelles possibilités, de nouveaux choix.

L'attente

Puis, après l'euphorie et la découverte de sa vraie nature, viennent l'attente et l'ennui. La transformation s'est produite mais elle n'est pas encore intégrée. L'ennui provient du fait que l'individu ne peut plus agir selon ses vieux patterns, il est maintenant trop conscient, il sait que s'il agit comme avant il va se faire du mal. Il se connaît maintenant trop bien. Avant cela, il avait mal, mais au moins il ne s'ennuyait pas, quelque chose le distrayait. Il pouvait passer des heures à se plaindre, à parler contre un autre, à geindre contre son job ; à présent il n'en a même plus le goût, il a dépassé ce stade. Il sait qu'il a le choix d'être bien, il connaît les outils dont il dispose pour cultiver ce bien-être, mais il éprouve en même temps une espèce de léthargie. Il est dans un entre-deux et il s'ennuie profondément.

Il a peut-être oublié la raison pour laquelle il existait antérieurement et n'a pas encore découvert ce qui va le motiver à l'avenir. Dans l'euphorie de l'étape précédente, il s'est identifié à son thérapeute, il a voulu sauver le monde parce que c'est ce qu'il pensait faire avec lui-même. Maintenant, il se rend compte que là n'est peut-être pas son désir. Il ne connaît pas encore vraiment les états qui vont de pair avec sa « nouvelle personne », il ne sait pas encore précisément comment ceux-ci vont s'actualiser. Il veut, sans le désirer vraiment, retourner à sa vieille peau. Il s'en est sorti mais se demande : « Maintenant je suis bien mais être bien, est-ce seulement ça ? »

Où est l'excitation ? Où est l'intensité de la transformation, de la découverte et des retrouvailles ? Ses valeurs ne sont plus les mêmes. Par exemple, avant, il aimait « se défoncer avec les copains » mais maintenant cela ne lui dit plus rien. C'est le temps des « Où vais-je ? Qui suis-je ? Qui suis-je vraiment ? » Au cours de cette étape, peuvent monter des désirs inconscients de mort, ce qui symbolise la mort de la personne qu'il était auparavant. Cette phase se termine par une réelle renaissance, un choix définitif, un « oui » sans équivoque à son être, à sa vraie nature, à de nouveaux choix de vie et d'orientation intérieure.

La phase d'ennui, bien qu'elle conduise à la spiritualité, n'est pas facile à vivre. L'individu est amené à lâcher prise et à abandonner des illusions qu'il entretenait à propos de lui, de sa vie et des autres. Il est invité à tourner le dos à tout un conditionnement social, familial et personnel. C'est le retour à soi. La seule façon de surmonter cette phase est d'accepter cet ennui et de le vivre à fond. À mes élèves qui traversent cette étape et qui me parlent de leurs sentiments, je dis : « Eh bien, ennuyez-vous ! Permettez-vous de vous ennuyer. » Je sais, pour l'avoir vécu, que ce n'est pas facile. De cette étape va pourtant surgir quelque chose de très fort, de très puissant et de très important. Il s'agit d'attendre et de garder le contact avec soi et avec son ennui ; l'évolution vers l'être nouveau va se faire d'elle-même, sans autre manifestation extérieure. Mais c'est pourtant toute la personne qui a changé et ses choix ne reposent plus sur des sentiments d'euphorie passagère, mais sur une transformation globale.

L'intégration

L'intégration, c'est la rencontre avec son être, avec son individualité propre. C'est l'intégration de la transformation vécue jour après jour. L'ennui est oublié. Le passage de la vieille peau à la nouvelle est terminé. L'être s'est manifesté et se manifestera de plus en plus. Ce sont les retrouvailles avec sa nature profonde, libérée en majeure partie de toute intoxication mentale et émotive, et dépouillée de tout artifice. L'individu s'est retrouvé, il le sent et il le sait. Il est prêt à faire ce qu'il faut pour ne plus se perdre de vue. Il reconnaît sa responsabilité vis-à-vis de lui-même, vis-à-vis de son corps, de ses émotions, de son esprit, de son être. Il possède tous les outils pour croître, il les connaît, il se connaît, c'est à lui d'accomplir le travail. Sa transformation, il la vit tous les jours et il l'intègre aussi quotidiennement. Il ne subit plus. Il vit. Il continuera toujours à découvrir de quoi il est fait, tout en gardant un sens profond de ce qu'il est. Il s'organisera pour entretenir la relation avec son être et pour garder le contact. Il a trouvé sa raison d'être et d'exister. Il a retrouvé son individualité propre et il reconnaît qu'il est la source de son existence. Il reconnaît son lien avec l'univers, avec le tout et il se recrée quotidiennement. Il se découvre : il est le maître de sa vie.

CHAPITRE XVIII

Les conditions de la guérison

Retrouver la santé implique cependant, d'abord et avant tout,
la reconnaissance de la maladie. Ce n'est pas toujours facile.
Il faut pourtant accepter de dire : « Oui, je suis malade ».
C'est là la première étape d'un processus de guérison.

D ans le livre *La volonté de guérir,* Norman Cousins fait le récit d'une expérience dans laquelle je ne pouvais que me reconnaître. C'est ce que je me suis dit à nouveau en voyant le film qui raconte sa guérison. Norman Cousins est venu à bout d'une maladie très grave. Les médias ont rapporté l'histoire en précisant qu'il s'était guéri par le rire. C'est une façon simpliste de voir les choses. Non, Cousins ne s'est pas guéri uniquement par le rire. Il a utilisé différents moyens, dont des films comiques, pour se défaire du carcan de la maladie. Mais c'est avant tout lui, l'homme derrière les moyens qu'il utilisait, qui s'est guéri. J'ai reconnu dans son histoire des éléments qui ont contribué à ma propre guérison. Toute maladie a une composante psycho-somatique. La maladie physique est la composante « visible » d'un déséquilibre intérieur. Bien sûr, la maladie peut comporter plusieurs causes. Chaque malade a son bagage héréditaire, son conditionnement, ses forces et ses fragilités, ses ignorances aussi. La maladie survient lorsqu'une brèche se creuse dans l'équilibre établi. Par exemple, une suite d'événements troublants peut être à l'origine de ce déséquilibre ou encore une situation qui crée trop de pression intérieure... C'est à ce moment que le système ou une partie du corps plus particulièrement fragile peut flancher... et on se retrouve alors affligé de diabète, d'hypertension, d'un cancer ou d'arthrite...

Pour certains, la maladie est le début de la mort ; sous le poids du diagnostic, ils en viennent à démissionner. D'autres, à l'inverse, nient la maladie et continuent autant qu'ils peuvent à agir comme si elle n'existait pas. Recouvrer la santé implique d'abord et avant tout la reconnaissance de la maladie. Même si ce n'est pas toujours facile, il faut accepter le fait et dire : « Oui, je suis malade. » C'est là la première étape du processus de guérison.

Connaître et reconnaître ce qui se passe en soi puis découvrir les mécanismes de la maladie sont des étapes indispensables pour poursuivre le processus. Il est en effet indispensable de connaître la nature de son mal pour le guérir. Cette connaissance permet de comprendre ce qui se passe dans son corps, et fournit des outils grâce auxquels on peut orienter ses efforts.

Les Simonton, célèbres cancérologues, insistent plus particulièrement sur ce point : ils ont développé une approche de visualisation qui fait intervenir la connaissance précise des mécanismes de la maladie. Les exercices de visualisation qu'ils recommandent font aussi partie de mon approche : je demande en effet à mes élèves malades de se représenter ce qui se passe dans leur corps afin de comprendre comment la maladie est apparue, pour ensuite y ajouter l'action des traitements entrepris. Les recherches faites sur la visualisation semblent indiquer qu'elle contribue à mobiliser le pouvoir de guérison de la personne malade. En plus de cet aspect pratique, l'action entreprise pour connaître sa maladie est une façon de se prendre en charge ; regarder la réalité en face est un premier pas vers l'autonomie par laquelle on cesse d'être une victime passive.

Il est par ailleurs essentiel de chercher à savoir de quelle manière on a participé à sa maladie et de prendre conscience de ce qu'elle apporte. Rechercher les avantages qu'elle représente peut aider une personne à mieux se connaître. L'ignorance de ce que l'on est vraiment est souvent une pierre d'achoppement dans la guérison. Certaines personnes peuvent trouver ce constat culpabilisant, mais elles oublient que la participation à une maladie est souvent inconsciente et que c'est malgré soi que l'on se rend le plus souvent malade. Pourtant, admettre cette participation, c'est aussi reconnaître que le pouvoir de nous détruire nous appartient, tout comme celui de nous reconstruire. Reconnaître notre responsabilité, c'est prendre le pouvoir et, conséquemment, commencer à abandonner le rôle de victime passive. Il ne reste alors qu'à choisir.

J'ai été fascinée de reconnaître chez Norman Cousins toutes les étapes de mon cheminement. Au début, avant qu'il ne soit fixé sur la nature exacte de sa maladie, cet homme refusait son état, il refusait même d'admettre qu'il avait mal. Ce n'est qu'une fois cloué sur son lit d'hôpital qu'il s'est intéressé à la nature de son mal. Le diagnostic établi, il s'est mis à faire des recherches sur sa maladie, à lire, à tenter de comprendre ce qui se passait en lui. Il a fait des liens avec ses états intérieurs, des attitudes qui étaient siennes avant que la maladie ne se déclare. En réfléchissant sur la vie qu'il menait depuis quelques années, il a constaté qu'il avait participé inconsciemment à son état. Une scène du film nous montre Cousins en compagnie de son médecin. Le malade vient de prendre conscience de la manière dont il a contribué à sa maladie. Sensible à ce qu'il vient de découvrir et commençant à entrevoir le nouveau pouvoir qu'il tire de cette découverte, il fait part à son médecin de sa décision de guérir. Devant l'ébahissement de ce dernier, il cite Albert Schweitzer : « La maladie ne reste pas avec moi longtemps, car je suis un hôte trop inhospitalier. Chaque patient renferme un médecin à l'intérieur de lui et les médecins sont à leur meilleur lorsqu'ils donnent une chance de travailler au docteur qui réside dans chacun de leur patient. »

Et Norman Cousins de continuer :

— Si les émotions négatives peuvent produire des changements chimiques négatifs dans le corps, pourquoi les émotions positives ne pourraient-elles pas produire des changements physiologiques positifs ? Est-il possible que l'amour, l'espoir, la foi, le rire, la confiance, le désir de vivre aient des effets thérapeutiques chez l'individu ?

Son médecin lui répond :

— Norman, il n'y a rien de nouveau là-dedans, chaque médecin sait que l'attitude de son patient a une influence certaine sur sa guérison.

Norman Cousins réplique : «Alors, je veux changer mon traitement, je veux commencer à prendre une plus grande responsabilité sur moi-même, je veux faire partie de l'action et je ne veux pas le faire seul. Je veux qu'un bon médecin comme toi me supervise, je veux que tu deviennes mon partenaire.»

Ainsi a commencé sa démarche de guérison.

Se guérir est un contrat exigeant, on ne s'y engage pas à la légère. Il faut le désir d'y arriver. Mais j'ai observé souvent, chez moi comme chez beaucoup d'autres, que le désir de s'en sortir se manifeste de façon inexplicable alors que tout va très mal. Le désir semble surgir des profondeurs de l'être, et c'est à lui qu'il faut faire confiance dans les moments difficiles... car il y en a.

Après avoir choisi de se prendre en charge, après avoir trouvé en soi la force intérieure, où faut-il aller ? que faut-il faire ? Il existe bien sûr plusieurs façons de se guérir, plusieurs approches valables. Cependant, un certain nombre d'éléments doivent être respectés, quelle que soit la voie que l'on choisisse. Il faut d'abord pouvoir compter sur quelques personnes-ressources. Qui sontelles ? D'abord et idéalement le médecin traitant, ensuite les thérapeutes, les consultants, le compagnon de vie, la famille et les amis. Ce soutien apporté par les gens de l'entourage est essentiel. Ces personnes sauront sans doute nous aimer, nous écouter et nous donner un peu de chaleur humaine par leur affection et leur présence physique, et sauront nous toucher physiquement et sur le plan émotif. Ou bien elles nous accompagneront dans nos activités, nous aideront dans nos recherches, contribueront financièrement à notre quête. Mais la responsabilité de guérir nous revient à nous seul. C'est ici que le plan de santé intervient.

Établir un plan de guérison qui tienne compte de l'énergie physique autant que de l'énergie psychique est indispensable. Le plan de santé incitera le malade à se discipliner et à entreprendre les démarches nécessaires à sa guérison. Une discipline qui laissera place au plaisir mais une discipline quand même. Un bon plan de santé doit tenir compte des points suivants :

- une alimentation saine ;
- l'exercice physique ;
- des loisirs créatifs ;
- les psychotechniques telles que la méditation, la relaxation, la visualisation, l'antigymnastique… ;
- une réflexion sur sa raison d'être et ses buts ;
- des moments de rencontre avec des amis, avec des aides professionnels.

Je suggère habituellement aux gens qui viennent me voir de retenir trois de ces points et d'y accorder une attention particulière pendant deux, quatre ou six mois, jusqu'à ce que ceux-ci fassent partie intégrante de leur quotidien. J'ai souvent observé que les gens malades vivent un déséquilibre quant à leurs activités. Ils consacrent du temps à leur travail sans prendre le temps de se distraire, accordent du temps à leur famille sans se réserver des moments de solitude, ou ils s'adonnent à l'introspection en oubliant de vivre. Grâce à sa polyvalence, le plan de santé contribue à maintenir un équilibre salutaire et donne à la personne malade des indices sur son état intérieur. Cependant, j'ai observé qu'un petit moment de dépression, de doute ou de peur se manifeste souvent par une tendance à négliger ce plan. Quand cela survient, il y a toujours une raison qui provient de la psyché (doutes, peurs ou retour d'un mouvement des pensées d'autodestruction), d'une certaine façon facile à corriger.

Un dernier facteur essentiel à la guérison est le « regard intérieur ». Il consiste, pour la personne malade, à chercher à savoir qui elle est vraiment. Tout comme elle a dû regarder en face la réalité physique de sa maladie, elle devra jeter ce même regard franc sur sa réalité intérieure. Il lui sera nécessaire de répondre à un certain nombre de questions qui cherchent à identifier les attitudes qui ont contribué et qui contribuent encore à son état de « non santé ». Il est évident que cette étape ne peut se faire si la personne est dans un état critique. Il faut une certaine dose d'énergie physique et psychique pour regarder la réalité en face ; c'est pourquoi un guide est souvent nécessaire dans cette rencontre avec soi-même. C'est la démarche décrite antérieurement et les diverses étapes de la guérison qu'il faudra alors traverser.

Il n'y a pas que la maladie qui peut nous montrer le chemin du mieux-être. On peut être en santé et vouloir entreprendre cette rencontre avec soi-même. On peut se sentir bien dans son corps et vouloir le connaître encore plus. On peut être bien avec soi et partir à la découverte de qui l'on est à l'aide des suggestions contenues dans ce livre. Eh oui, on peut être bien et avoir son plan de santé. Le voyage qu'on entreprend en allant à la rencontre de soi n'a pas de fin, c'est ce qui rend le parcours si agréable. C'est la plus belle aventure que l'on puisse vivre, car toutes les merveilles et les beautés qui existent sur Terre ne sont qu'une infime partie de notre beauté intérieure.

Conclusion

Ainsi s'achève mon témoignage. Il est possible de recouvrer la santé, je crois que la vie est un long processus de guérison. J'en suis la preuve vivante. Les seules traces qui me restent de la maladie dont j'ai souffert pendant cinq ans sont les cicatrices qui sillonnent mon genou gauche. Je suis passée d'un état de fixité à un état de grande flexibilité à tous les niveaux.

Et maintenant... j'apprends à vivre avec la mort de mon époux. J'apprends à vivre avec l'immense réalité que je me suis guérie et que la vie est mouvement. J'apprends à vivre avec le respect total des êtres, de la vie à la mort, de l'amour à l'amour. Les événements surviennent et s'imposent à nous. Pour ma part, la maladie a été un des grands apprentissages qui a marqué mon évolution. Le départ précipité de cet être que j'aime tant en est un autre. Je continue de vivre, d'apprendre et de me maintenir libre de tous jugements sur les événements qui sillonnent mon existence. L'univers entier me ramène toujours à cet enseignement qui est fait d'humilité et de fluidité : l'amour, tout simplement.

Ouvrages cités

1. BERTHERAT, Thérèse. *Le corps a ses raisons*, Paris, Seuil, 1976.

2. MURPHY, Joseph. *La puissance de votre subconscient*, Montréal, Le Jour, éditeur, 1973.

3. ROLF, Ida. *Rolfing, the Integration of Human Structures*, New York, Harper & Row Publishers, 1977.

4. ROLF, Ida. *About Rolfing and Physical Reality*, New York, Harper & Row Publishers, 1978.

5. REICH, Wilhelm. *L'analyse caractérielle*, Paris, Petite Bibliothèque Payot, n° 289, 1971.

Bibliographie

ALEXANDER, Gerda. *Guérir par son image*, Paris, Tchou, 1977.
BENSON, Herbert. *The Mind/Body Effect*, New York, A Berkley Book, 1980.
BERTHERAT, Thérèse. *Le courrier du corps*, Paris, Seuil, 1980.
BERTHERAT, Thérèse. *Les saisons du corps*, Paris, Seuil, 1985.
BRIEGHEL, Muller. *Eutonie et relaxation*, Lausanne, Paris, Delachaux et Niestlé, 1979.
CARTER, Mary Ellen et William A. McGAREY. *Edgar Cayce on Healing*, New York, Warner Books, 1972.
COUSINS, Norman. *La volonté de guérir*, Paris, Seuil, Points, 1980.
COUSINS, Norman. *Human Options*, New York, W.W. Norton & Company, 1981.
DOLTO, Boris. *Le corps entre les mains*, Paris, Herman, 1979.
DROPSY, Jacques. *Vivre dans son corps*, Paris, EPI, 1973.
EHRENFRIED, Dr L. *De l'éducation du corps à l'équilibre de l'esprit*, Montaigne et Paris, Aubier, 1956.
FELDENKRAIS, Moshe. *La conscience du corps*, Paris, Marabout, n° 211, 1971.
FELDENKRAIS, Moshe. *Le cas Doris*, Paris, Hachette, 1978.
FONTAINE, Janine. *Médecin des trois corps*, Paris, Robert Laffont, 1980.
FONTAINE, Janine. *La médecine du corps énergétique*, Paris, Robert Laffont, 1983.

FREDERICK, Carl. *EST, Playing the Game. The New Way*, New York, Delacorte Press, 1974.

GAWAIN, Shakti. *Techniques de visualisation créatrice*, Genève, Éditions Soleil, 1978.

GENDLIN, Eugène. *Au centre de soi*, Montréal, Le Jour, éditeur, 1982.

HAYNAL, A. et W. PASINI. *Abrégé de médecine psychosomatique*, Paris, Masson, 1978.

HUTSCHNECKER, Arnold A. *The Will to Live*, New York, Simon & Schuster, 1983.

JAFFE, Denis. *La guérison est en soi*, Paris, Robert Laffont, 1981, coll. «Réponses-Santé».

JOHNSON, Don. *Le rolfing*, Paris, Retz, 1981.

JOHNSON, Don. *The Protean Body*, New York, Harper & Row Publishers, 1977.

KURTZ, Ron et Hector PRESTERA. *Ce que le corps révèle*, Paris, Le Hameau, 1983.

LABORIT, Henri. *L'inhibition de l'action*, Paris, Masson et PUM, 1979.

LEONARD, Jim et Phil LAUT. *Rebirthing, the Science of Enjoying all of your Life*, Hollywood, California, Trinity Publications, 1983.

LESHA, Lawrence. *Vous pouvez lutter pour votre vie*, Paris, Robert Laffont, 1982.

LEVADOUX, Dominique. *Re-naître. Une autre manière de vivre*, Paris, Stock, 1979.

LOWEN, Alexander. *Lecture et langage du corps*, Ottawa, Les Éditions Saint-Yves Inc., 1977.

LOWEN, Alexander. *Le corps bafoué/Le plaisir/La dépression nerveuse et le corps/La bioénergie*, Montréal, Tchou et France-Amérique, 1985.

MUKTANANDA, Swami. *Where Are You Going?* New York, Édité par Sally Kempton, 1982.

MUKTANANDA, Swami. *Le mystère de l'esprit*, Evry, Éditions de la Maisnie, 1983.

OYLE, Irving. *Guérir par l'esprit*, Paris, Retz, 1979.

PELLETIER, Kenneth R. *Le pouvoir de se guérir ou de s'autodétruire*, Montréal, Québec/Amérique, 1984.

REILLY, Harold et Ruth HAGY BROD. *The Edgar Cayce Handbook for Health Through Drugless Therapy*, New York, Jove Publications Inc., 1975.

ROBERTS, Jane. *The Nature of Personal Reality*, New York, Bantam Books, 1974.

SAMUELS, M. et H. BENNETT. *Je suis bien dans ma peau*, Montréal, Sélect, 1978.

SAMUELS, Mike et Nancy. *Seeing with the Mind's Eye*, A Random House Book, 1975.

SIMONTON, Stéphanie M. *The Healing Family*, New York, Bantam Books, 1984.

SIMONTON, Carl et Stéphanie. *Guérir envers et contre tout*, Paris, EPI, 1983.

SIRIM. *Alors survient la maladie*, Montréal, Empirika/Boréal Express, 1983.

TOMATIS, Alfred. *L'oreille et la vie*, Paris, Robert Laffont, 1977, coll. « Réponses-Santé ».

VERNY, Thomas et John KELLY. *The Secret Life of the Unborn Child*, New York, Summit Books, 1981.

Table des matières

Cet ouvrage a été achevé d'imprimer
au Canada en juillet 2001.